Au cœur du bien-être

Au cœur du bien-être

70
remèdes-minute
pour revitaliser
le corps
et
l'esprit

Mary Lambert

Publié pour la première fois en Grande-Bretagne en 2005 chez Hamlyn,
pour Octopus Publishing Group Limited, Londres.

© 2005 Octopus/Hachette-Livre pour la traduction et l'adaptation française
© 2005 Octopus Publishing Group Limited
© 2005 texte de Mary Lambert

Tous droits réservés. Aucune partie de cet ouvrage ne peut être reproduite,
stockée dans un système quelconque ou transmise par quel que moyen que ce soit,
électronique, mécanique, photocopie, enregistrement ou autre, sans la permission
expresse du détenteur des droits de copyright et de l'éditeur.

Dépôt légal 48065 – avril 2005
ISBN : 2-0126-0292-4
Imprimé en Chine

POUR L'ÉDITION FRANÇAISE :
Traduction Valérie Feugeas
Adaptation et réalisation Atelier Gérard Finel, Paris
Révision Christine Chareyre, Stéphane Durand
Mise en page Cécile Boileau

AVERTISSEMENT
Yoga (voir pages 50-51 et 124-125)
Les postures peuvent être pratiquées en toute sécurité. Toutefois, pour profiter pleinement
des bénéfices du yoga, il est conseillé de suivre des cours dispensés par un professeur
diplômé. Si vous êtes enceinte, inapte ou souffrez de problèmes de santé, consultez
votre médecin.

Acupressure et réflexologie (voir pages 52-53, 64-65, 68-69 et 102-103)
Évitez ces manipulations en cas de problèmes cardiaques, de phlébite, de cancer
du sein ou de la lymphe, ou dans les 16 premières semaines de la grossesse.
Abstenez-vous également si vous présentez des lésions infectieuses, des plaies
ou des contusions aux mains ou aux pieds. En cas de doute, consultez votre médecin.

Qi gong (voir pages 78-79)
Les exercices ne présentent aucun danger particulier. Cependant, pour s'initier à l'art
du qi gong, il est préférable de suivre des cours dispensés par un professeur qualifié.
En cas de problèmes de santé, consultez votre médecin.

6
Introduction

Revitalisants instantanés

8
1 Qu'est-ce que l'énergie ?

38
5 Fraîcheur du réveil

18
2 Les dévitalisants

54
6 Matinée sans stress

24
3 Préliminaires

70
7 Pause déjeuner vivifiante

27
4 Le panier énergétique

86
8 Après-midi actif

106
9 Soirée regénérante

126
10 Nuit réparatrice

142
Index

144
Remerciements

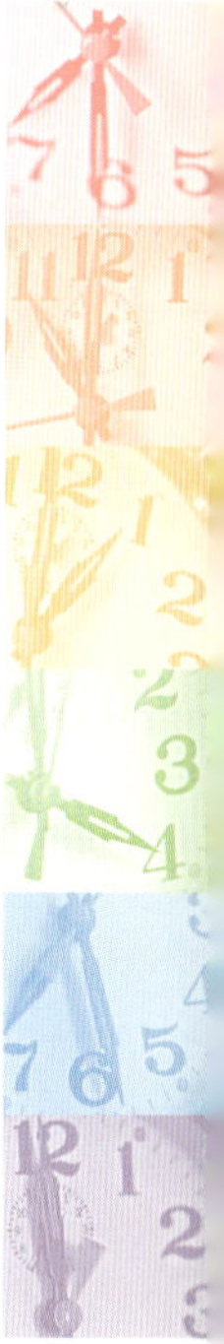

Introduction

L'énergie est devenue chose précieuse. Qui, de nos jours, peut se vanter de ne jamais ressentir la moindre baisse de tonus ? La vie actuelle nous entraîne dans un tourbillon d'activités professionnelles et familiales qui nous laisse bien souvent éreintés en fin de journée. La pollution, les trajets quotidiens, une alimentation médiocre, ainsi que le manque de sommeil et d'exercice, laissent nécessairement des traces sur le capital énergétique. En outre, celui-ci décline de façon naturelle en vieillissant : une raison de plus pour s'attacher à préserver au quotidien son énergie et son équilibre.

circulation des énergies avant d'établir un diagnostic, puis de traiter les stases ou les blocages éventuels. D'une manière générale, la prévention constitue le maître-mot de la médecine orientale : un bon flux d'énergie est gage de bonne santé.

Se revitaliser

Même avec une alimentation et un mode de vie sains, le capital énergétique n'est donc pas à l'abri des assauts répétés du stress, des frustrations professionnelles ou des problèmes familiaux. Le but de cet ouvrage est de

Orient et Occident : deux concepts

Dans la culture occidentale, le capital énergétique est intimement lié au mode de vie. L'alimentation demeure la principale source d'énergie. Les fluctuations d'énergie sont dues à des variations glycémiques causées par des horaires irréguliers, ou à l'absorption régulière de toxines (alcool, cigarettes…).

L'approche orientale est tout autre. L'énergie est considérée dans sa triple dimension : physique, mentale et spirituelle. Selon la sagesse orientale, le vrai bien-être dépend de l'équilibre de ces trois éléments. L'énergie est une « force vitale » circulant dans le corps par des canaux invisibles. Il convient d'étudier la

vous aider à maintenir son équilibre contre vents et marées. Le chapitre « Revitalisants instantanés » (pages 36 à 141) contient plus de 70 remèdes-minute adaptés aux différents moments de la journée. Vous les mettrez en pratique au premier signe de fatigue ou de tension excessive.

À toute heure du jour, vous apprendrez à répondre aux besoins de votre corps, en choisissant, par exemple, entre un mantra dynamisant, une tisane stimulante ou un massage relaxant de la nuque et des épaules.

Profitez du moindre temps libre pour vous mettre à l'écoute de vous-même et de l'univers. Dans cette quête d'harmonie et de bien-être, vous changerez votre vie.

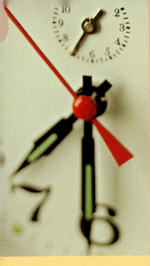

L'énergie est une « force vitale » circulant dans le corps par des canaux invisibles.

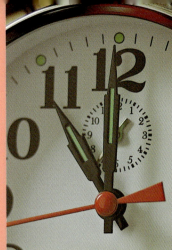

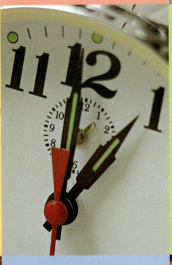

Un bon flux d'énergie est gage de bonne santé.

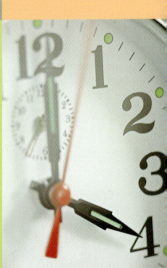

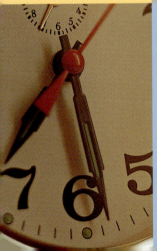

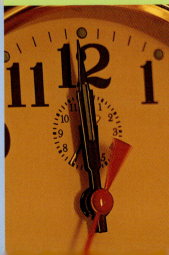

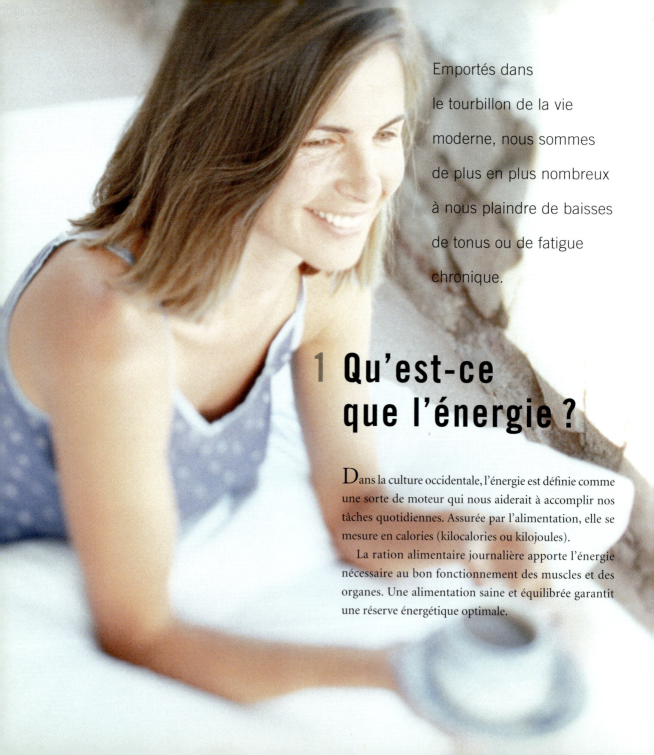

Emportés dans le tourbillon de la vie moderne, nous sommes de plus en plus nombreux à nous plaindre de baisses de tonus ou de fatigue chronique.

1 Qu'est-ce que l'énergie ?

Dans la culture occidentale, l'énergie est définie comme une sorte de moteur qui nous aiderait à accomplir nos tâches quotidiennes. Assurée par l'alimentation, elle se mesure en calories (kilocalories ou kilojoules).

La ration alimentaire journalière apporte l'énergie nécessaire au bon fonctionnement des muscles et des organes. Une alimentation saine et équilibrée garantit une réserve énergétique optimale.

Emportés dans le tourbillon de la vie moderne, nous sommes de plus en plus nombreux à nous plaindre de baisses de tonus ou de fatigue chronique. Ces maux sont la conséquence logique de modes de vie négligents. Les repas sont souvent pris sur le pouce, les aliments sucrés et les plats cuisinés industriels faisant office de « remontants ». La place accordée aux activités sportives est pratiquement nulle, la relaxation absente, et les heures de sommeil se réduisent. Il n'est donc guère surprenant que les réserves énergétiques s'épuisent.

Les bienfaits d'une alimentation saine

Les fluctuations d'énergie sont étroitement liées au taux de glycémie dans le sang : un taux stable et proche de la norme offre un gage de bien-être. Sauter des repas ou enchaîner des régimes bouleverse cet équilibre et s'accompagne de baisses de tonus. Le taux de glycémie commence à décliner moins de quatre heures après un repas. Pour éviter le classique « coup de pompe », prenez trois repas légers régulièrement répartis dans la journée (entrecoupés de collations équilibrées), au lieu de manger comme un ogre deux fois par jour.

L'énergie est surtout apportée sous la forme de glucides et de matières grasses – les carburants de l'organisme. Cette énergie est métabolisée par le truchement des vitamines et des sels minéraux, eux-mêmes fournis par les fruits et les légumes. Les protéines, également sources d'énergie, contribuent à stabiliser le taux de glycémie, mais elles ont davantage un rôle réparateur et protecteur.

La consommation d'aliments sucrés ou transformés, souvent truffés d'additifs, de conservateurs et d'arômes artificiels, désorganise notre capital énergétique. Pour preuve, les biscuits coupe-faim redonnent du tonus grâce à leurs sucres rapides, mais l'effet est de courte durée. La fatigue revient très vite… talonnée par le désir de sucre. Les fruits, frais ou secs, élèvent le taux de glycémie de manière plus progressive : l'effet « coup de fouet » dure plus longtemps.

Vous souffrez d'asthénie malgré une alimentation irréprochable : peut-être ne buvez-vous pas assez d'eau ? Une mauvaise hydratation entraîne souvent un état de fatigue. Dans la journée, pensez à boire toutes les heures un verre d'eau à température ambiante. Ou gardez une bouteille d'eau minérale à portée de main. En revanche, évitez de boire pendant les repas.

Le juste équilibre nutritionnel

Pour préserver votre capital santé, adoptez une alimentation variée et mesurée, composée d'aliments complets et de produits frais, de préférence biologiques. Par jour, consommez cinq portions de fruits et légumes pour leur apport en vitamines et sels minéraux ; trois ou quatre portions de glucides complexes non raffinés (pain, pâtes et riz complets, légumineuses, pommes de terre…) ; une ou deux portions de protéines, c'est-à-dire du poisson (idéalement du poisson gras), de la viande rouge, de la volaille, du tofu, des graines et des œufs ; enfin, une petite quantité de lipides, sous forme d'huile d'olive ou de beurre.

L'APPROCHE occidentale

LES BONS COUPE-FAIM

Maîtrisez votre glycémie au quotidien grâce à ces aliments hautement énergétiques :

- noix et fruits secs (sans sel)
- fruits frais
- graines (tournesol ou citrouille)
- bâtonnets de crudités et crème fraîche
- barres de céréales (sans sucre)
- houmous et pain suédois
- yaourt maigre

L'importance du sommeil

Dormir est vital pour la santé du corps et de l'esprit. Cela permet à l'organisme de se reposer et de se régénérer. Pendant le sommeil, les cellules, les tissus, les os, les muscles, les nerfs et les organes cicatrisent et se réparent. Le manque de sommeil, en affaiblissant les capacités d'adaptation, rend les activités quotidiennes plus difficiles.

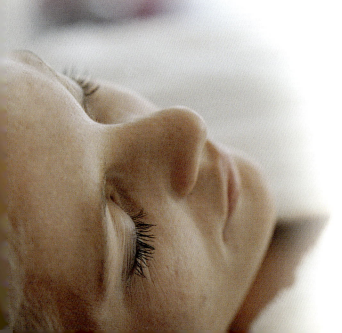

Sous l'effet de la fatigue, la concentration fait défaut. Les réserves d'énergie sont au plus bas. Les soucis et l'anxiété sont ici souvent en cause ; aussi est-il indispensable de « faire le tri » de ces petits tracas avant l'heure du coucher (voir « Nuit réparatrice », pages 126 à 141). À de rares exceptions près, chacun a besoin de 7 à 8 heures de sommeil par nuit pour refaire le plein d'énergie.

Une activité physique régulière

Un peu d'exercice tous les jours, rien de tel pour se tonifier et renforcer sa capacité pulmonaire et cardiaque. Bouger développe les capacités physiques et mentales, tout en améliorant la qualité du sommeil. Le sentiment de bien-être consécutif à un effort physique est le résultat d'une libération d'endorphines dans le sang, les fameuses « hormones du bonheur ».

Il est recommandé de faire 30 minutes d'exercice tous les jours, éventuellement par tranches de 10 minutes. Le mieux est d'associer une activité de type aérobie (efforts peu intenses et prolongés destinés à améliorer l'endurance) – comme la marche rapide, la course à pied, la natation ou le vélo – à des exercices de stretching pour assouplir les muscles. N'envisagez plus les occupations ménagères comme des corvées ! Passer l'aspirateur, laver les sols ou jardiner sont aussi des activités de type aérobie. En complétant avec un sport plus intensif, comme le tennis, la danse ou la corde à sauter, vous renforcerez votre masse musculaire et votre densité osseuse.

Vous avez changé vos habitudes alimentaires, vous pratiquez une activité sportive, vous dormez davantage, vous avez appris à gérer votre stress, et pourtant… vous vous sentez toujours apathique sans savoir pourquoi. Selon la philosophie orientale, le problème serait lié à un blocage ou à une stase de l'énergie dans l'un des méridiens corporels (canaux véhiculant l'énergie dans le corps) ou dans l'un des chakras (centres de l'énergie spirituelle). La médecine orientale privilégie la prévention, en exploitant les ressources du corps et son potentiel naturel d'autoguérison. Le corps est appréhendé dans sa globalité. Ainsi, une pathologie aura toujours pour origine soit un conflit émotionnel ou un déséquilibre dans l'un des chakras, soit une perturbation énergétique d'un ou plusieurs méridiens.

LE CONCEPT oriental

Chi, *prana* ou *ki*

Dans la médecine traditionnelle chinoise, *chi* (ou *qi*) désigne l'énergie du corps ou la force vitale. Cette forme d'énergie invisible, comparable à l'énergie électromagnétique, circule à travers une série de méridiens, agissant sur toutes les cellules du corps.

La médecine indienne ayurvédique appelle cette force vitale *prana*. L'énergie traverse l'organisme en empruntant un réseau complexe de méridiens. Comme dans la médecine traditionnelle chinoise, la régularité du flux est gage de bonne santé.

La médecine japonaise adopte la même cartographie des méridiens que son homologue chinois. L'énergie vitale prend alors le nom de *ki*.

Les méridiens ou *nadis*

Le *chi* ou le *ki* japonais s'écoule dans le corps à travers 12 canaux principaux et plusieurs canaux secondaires. Six canaux principaux sont *yin*, les six autres sont *yang*. Le yin et le yang sont des forces contraires et interdépendantes qui régissent l'univers. L'une ne peut aller sans l'autre. Le yin représente la terre : il est obscur, passif et féminin. Le yang correspond au ciel : il est lumineux, actif et masculin. Pour atteindre un niveau d'énergie convenable, il est nécessaire d'harmoniser son yin et son yang.

Chaque méridien principal est associé à un organe ou à une fonction. Les méridiens yin communiquent avec le cœur, le péricarde (membrane enveloppant le cœur), le foie, les reins, les poumons et la rate. Les méridiens yang sont reliés au triple réchauffeur (zone métabolique), à l'estomac, à la vessie, à la vésicule biliaire, à l'intestin grêle et au gros intestin. Il existe en outre deux méridiens extraordinaires : les vaisseaux gouverneur et conception. Les 365 points d'acupuncture identifiés et dûment numérotés se répartissent le long de ces 14 méridiens. En agissant directement sur un blocage d'énergie, la stimulation d'un point permet donc une meilleure circulation du *chi*. D'autre part, un déséquilibre d'ordre physique est souvent la conséquence d'une réponse émotionnelle excessive : la fureur, le désespoir, la neurasthénie, etc. Par exemple, une personne en proie à une colère violente pourra présenter des problèmes de foie.

LES MÉRIDIENS DU CORPS

La médecine orientale dénombre 14 méridiens principaux (voir page 11). Douze d'entre eux, répartis par moitié de chaque côté du corps, exercent une influence sur les organes internes auxquels ils sont reliés. Les deux derniers circulent respectivement à l'avant et à l'arrière du torse, dans le sens longitudinal. Les méridiens sont classés en deux catégories : yin et yang. Les méridiens yin sont numérotés en partant du bas, les méridiens yang en partant du haut. La stimulation des points d'acupuncture répartis le long des méridiens favorise la guérison de certaines affections (voir pages 53 et 68-69). Selon le même processus, un massage effectué sur le trajet d'un méridien participe au bon équilibre du corps.

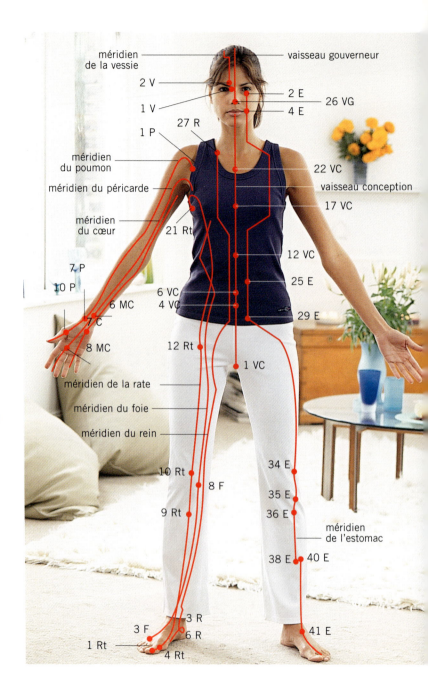

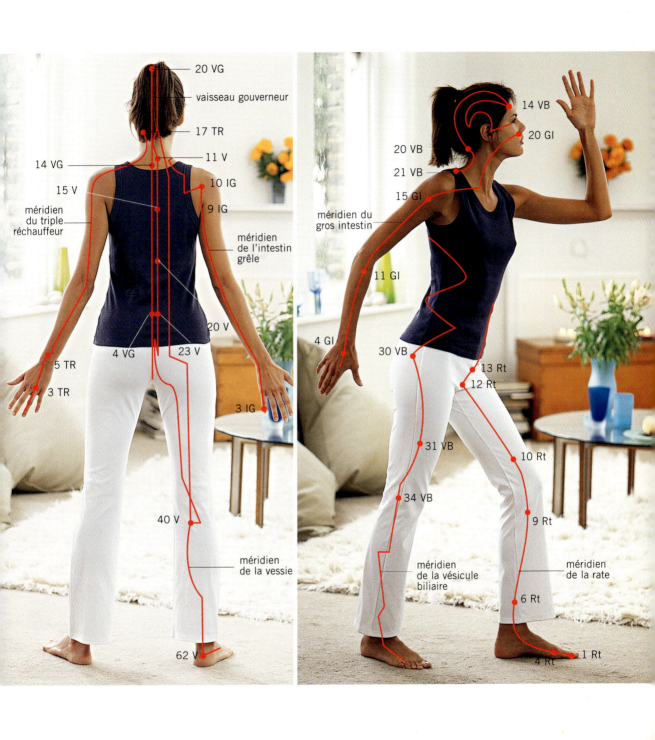

L'énergie indienne, *prana*, s'écoule dans le corps à travers des centaines de canaux spécifiques organisés en réseau : les *nadis*. Lorsque le flux énergétique s'affaiblit, les toxines s'accumulent et finissent par déclencher une douleur physique dans la zone engorgée.

Dans le hatha-yoga (le plus pratiqué en Occident), trois *nadis* sont particulièrement importants : Sushumna, Pingala, lié au soleil, et Ida, attaché à la lune. Sushumna, le *nadi* principal, prend sa source au bas de la colonne vertébrale pour aboutir au sommet du crâne. Pingala, le canal actif masculin, longe le flanc droit : il stimule le corps physique et transmet les données envoyées par l'hémisphère gauche, la région rationnelle du cerveau. Le canal féminin Ida suit le côté gauche : il relie la conscience au corps et véhicule les messages envoyés par l'hémisphère droit, centre de la créativité. La philosophie du hatha-yoga consiste à harmoniser ces deux forces vitales.

L'aura

Pour atteindre la plénitude, l'harmonisation du corps et de l'esprit est indispensable. La philosophie indienne, comme d'autres courants de pensée orientaux, tend vers cet idéal.

Se soucier de sa santé physique est une chose, entretenir sa spiritualité en est une autre. L'aura est précisément l'énergie spirituelle, le champ électromagnétique entourant tout corps physique. Sa densité est proportionnelle au développement spirituel d'un individu. De forme ovale, elle est composée de six couches colorées, issues des sept principaux *chakras* ou centres de l'énergie.

Chaque jour, l'aura d'un être humain change de couleur, témoignant ainsi de son état physique, émotionnel et spirituel.

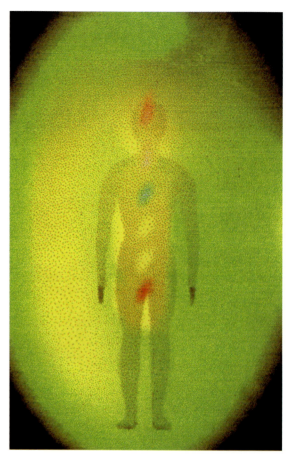

L'aura de cette femme présente deux couleurs prédominantes : le vert, signe d'harmonie ; le jaune, signe de créativité.

L'aura présente trois couches fondamentales.
- Le corps éthérique épouse les contours physiques du corps mais possède un taux vibratoire plus élevé. Il véhicule le *prana* de l'univers au corps physique.
- La deuxième couche, appelée corps astral ou émotionnel, est plus étendue. Réceptacle des émotions,

elle subit des bouleversements constants. Sa couleur varie d'un jour à l'autre, en fonction des joies et des déceptions vécues.
- Le corps mental, troisième couche de l'aura, nourrit les pensées et les transforme en actes. Il est capable de projeter des pensées négatives conçues à l'égard d'une tierce personne, laquelle pourra alors se sentir touchée et blessée. Des idées négatives favorisent l'animosité d'autrui ; inversement, des pensées positives attirent la bienveillance.

Les chakras

En sanskrit, *chakra* signifie « roue ». Les chakras sont d'ailleurs parfois assimilés à des rouets. Chacun puise son énergie dans le rayonnement pulsatoire du soleil. Les Indiens comparent ces rouets à des fleurs de lotus, qui s'ouvrent et se ferment tour à tour.
Il existe sept chakras principaux :
- le chakra racine, rouge, au niveau du coccyx ;
- le chakra sacré, orange, au-dessous du nombril ;
- le chakra du plexus solaire, jaune, au creux de l'estomac ;
- le chakra du cœur, vert (ou rose), au centre de la poitrine ;
- le chakra de la gorge, bleu turquoise, au milieu du larynx ;
- le chakra du troisième œil, indigo, au milieu du front ;
- le chakra coronal, violet, au sommet de la tête.

Les sept chakras réunis forment un arc-en-ciel – symbole, pour d'autres cultures, de la communication entre le monde terrestre et les divinités. Ils sont associés à un organe précis du corps et à une fonction émotionnelle donnée. Ils entretiennent une relation étroite avec le système endocrinien, responsable de la régulation hormonale : l'énergie est envoyée par les chakras vers le système endocrinien, et *vice versa*.

Quand il est perturbé, un chakra réagit soit en se refermant et en tournant plus lentement, soit en s'ouvrant largement et en tournant plus vite. Il peut affecter un ou plusieurs organes, ou déclencher un bouleversement d'ordre émotionnel allant de l'explosion de colère au torrent de larmes.

Les sept chakras sont répartis entre le plancher pelvien (chakra racine) et le sommet de la tête (chakra coronal).

Dans le traitement des états asthéniques, des solutions thérapeutiques alternatives seront appliquées seules ou en complément d'un traitement médical conventionnel. Vous pouvez apprendre vous-même les techniques de base de certaines thérapies ou pratiquer des exercices en suivant des instructions précises (voir pages 36 à 141). Pour certaines disciplines, cependant, l'intervention d'un praticien qualifié est vivement conseillée.

Thérapies énergétiques

Elles visent à corriger le flux de l'énergie dans les méridiens ou les chakras. Avant d'établir un diagnostic et de choisir un traitement, il est d'usage de dresser un bref historique médical.

n'utilisent que dix zones énergétiques, appelées « zones réflexes », se ramifiant depuis le sommet de la tête jusqu'aux extrémités du corps.
Au cours d'une séance de réflexologie, les points sont stimulés par massage au niveau des pieds et des mains, afin de dynamiser la circulation énergétique. Un blocage ou un déséquilibre peuvent rendre une zone douloureuse ou légèrement sensible à la pression. Des dépôts cristallins crissant sous les doigts seraient symptomatiques de ces désordres.

Feng shui

Encore un art chinois ! Le consultant en feng shui est un spécialiste de l'aménagement intérieur et de la circulation

Relancer le FLUX ÉNERGÉTIQUE

Acupuncture

Ce traitement énergétique, reconnu pour son efficacité, est issu de la médecine traditionnelle chinoise. Il est dispensé par un acupuncteur qualifié, qui établit un diagnostic après avoir pris le pouls et examiné le visage et la langue du patient. La thérapie consiste à placer de fines aiguilles stériles, pendant un temps déterminé, sur les points du méridien concerné, afin de lever un blocage ou de stimuler la circulation du *chi*.

Réflexologie

Elle est, en principe, du ressort d'un réflexologue qualifié, mais vous pouvez effectuer certains traitements vous-même (voir pages 64-65 et 102-103). Si la réflexologie s'inspire des méridiens chinois, la plupart des thérapeutes

du *chi* dans la maison. Il utilise différentes techniques pour optimiser les flux d'énergie dans l'habitat et les espaces de travail. Son rôle consiste, entre autres, à lutter contre le désordre, source de blocages et de stagnations d'énergie (voir pages 94 à 97). Le feng shui est, en quelque sorte, « l'acupuncture de la maison ».

Shiatsu

Cette thérapie japonaise s'est développée parallèlement à l'acupuncture et à la phytothérapie chinoise. Shiatsu signifie littéralement « pression des doigts ». Pour équilibrer la répartition des énergies, le praticien active les points d'acupuncture en faisant pression avec ses doigts, ses paumes, ses épaules ou d'autres parties de son corps.

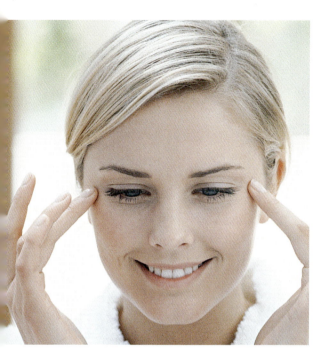

Acupressure

Comparable au shiatsu, l'acupressure cherche à augmenter le flux du *chi* et à dissiper les blocages en agissant par pression sur les points d'acupuncture. À l'inverse du shiatsu, cependant, la pression est seulement exercée avec les doigts. Cette technique qui est à la portée de tous, rencontre aujourd'hui un succès grandissant (voir pages 53 et 68-69).

Reiki

Technique japonaise de soin énergétique, reiki signifie « force de vie universelle ». Les traitements sont dispensés par un maître de reiki, mais l'initiation demeure accessible à tous. Par le biais des méridiens et des chakras, la thérapie consiste à développer les facultés d'autoguérison par imposition des mains. La dispersion des blocages assure ainsi une meilleure circulation de l'énergie.

Yoga

La purification du corps et de l'esprit est encore à l'honneur avec cette discipline indienne qui utilise postures, méditation et techniques de respiration favorisant la circulation d'un *prana* positif. Dans le cas d'une pratique régulière, il est conseillé de faire appel à un professeur diplômé. Toutefois, quelques exercices (voir pages 50-51 et 124-125) vous permettront de profiter de ses bienfaits.

Qi gong ou chi kung

Fruit de la médecine traditionnelle chinoise, le qi gong ou chi kung a également donné naissance au taï chi chuan. Enseignés par un professeur qualifié, les exercices d'étirement, de respiration et de visualisation améliorent la circulation du *chi* dans les méridiens. Rien ne vous empêche d'apprendre des mouvements simples à faire chez vous (voir pages 78-79).

Pratiques autonomes

Afin de recharger votre capital énergétique, il existe d'autres techniques auxquelles vous pourrez vous initier seul et en toute sécurité. La visualisation en fait partie. Vous apprendrez, par exemple, à retrouver forme et dynamisme en vous concentrant sur la couleur faisant défaut à vos chakras. La méditation, le massage, les exercices de respiration et de relaxation musculaire soulageront le stress physique et émotionnel. Ils contribueront à l'élimination des toxines, principaux dévitalisants du corps. Libre à vous de choisir parmi les 70 remèdes présentés dans le chapitre « Revitalisants instantanés » (pages 36 à 141).

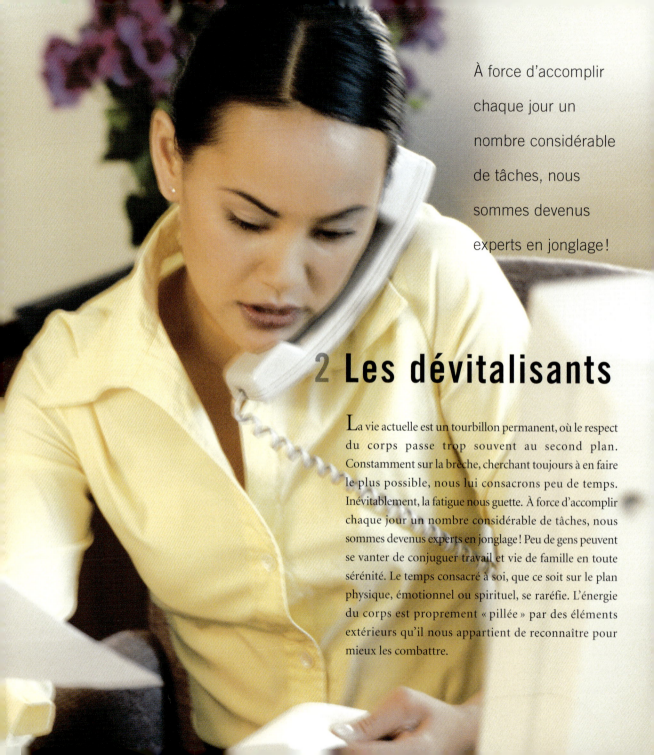

À force d'accomplir chaque jour un nombre considérable de tâches, nous sommes devenus experts en jonglage !

2 **Les dévitalisants**

La vie actuelle est un tourbillon permanent, où le respect du corps passe trop souvent au second plan. Constamment sur la brèche, cherchant toujours à en faire le plus possible, nous lui consacrons peu de temps. Inévitablement, la fatigue nous guette. À force d'accomplir chaque jour un nombre considérable de tâches, nous sommes devenus experts en jonglage ! Peu de gens peuvent se vanter de conjuguer travail et vie de famille en toute sérénité. Le temps consacré à soi, que ce soit sur le plan physique, émotionnel ou spirituel, se raréfie. L'énergie du corps est proprement « pillée » par des éléments extérieurs qu'il nous appartient de reconnaître pour mieux les combattre.

OÙ EST PASSÉE MON énergie ?

Dévitalisants physiques

Pour préserver son capital santé, il faut adopter une alimentation riche et équilibrée, bien dormir et se sentir épanoui, tant au niveau mental qu'émotionnel (voir pages 10 à 13). Mais le stress et le surmenage conduisent souvent à négliger les besoins du corps : les réserves d'énergie sont alors largement entamées.

Ajouter des toxines comme l'alcool, la caféine et la nicotine, ne fait qu'aggraver le problème. Si ces stimulants peuvent parfois se révéler utiles, il ne faut jamais oublier leur nocivité et leurs effets néfastes sur le capital énergétique.

Un mode de vie sédentaire

Chez une personne professionnellement débordée, le manque d'exercice physique représente un risque majeur. La plupart des actifs travaillent chaque jour pendant de longues heures sans faire de pauses régulières. En dehors de leur temps de travail, ils prennent leur voiture pour un oui ou pour un non au lieu de se déplacer à pied ou d'enfourcher un vélo.

Pourtant, pour être épanoui et en bonne santé, notre organisme – en particulier le cœur – a besoin d'exercices réguliers. Le manque d'activité physique affaiblit le stock d'énergie. Il favorise les états léthargiques et les sautes d'humeur.

Agissez Faites chaque jour un peu d'exercice. Quelques minutes de marche rapide sont excellentes pour le cœur et les poumons. Vous vous sentirez plus dynamique et mieux dans votre peau.

L'alcool

Associé à une certaine forme de convivialité, ce stimulant est largement présent dans la vie de tous les jours. Il est par exemple courant de vouloir se délasser en fin de journée en buvant un verre de vin ou un demi de bière au bistrot du coin. N'oublions pourtant pas que l'alcool est un toxique pour le corps.

Si quelques verres de vin par semaine sont supposés protéger le cœur, une consommation excessive (plus de 14 verres de vin par semaine pour une femme, 21 verres pour un homme) altère le foie et la fonction biliaire, et déshydrate le corps, ce qui entraîne fatigue et maux de tête. Enfin, l'abus d'alcool détruit les substances nutritives et engendre des troubles du sommeil.

Agissez Maintenez votre consommation d'alcool en deçà de la limite recommandée. Buvez beaucoup d'eau chaque jour (voir pages 9-10) pour éliminer les toxines. Enfin, si possible, évitez l'alcool pendant un ou deux jours dans la semaine.

La caféine

Cet excitant est présent dans le café, mais aussi dans le thé, le cacao et les boissons à base de cola. Il se trouve toujours un moment dans la journée pour boire un thé ou un café.

Pourtant, six tasses de café par jour nuisent à la santé et font des ravages sur le système endocrinien. L'effet stimulant déclenche une libération d'adrénaline, qui provoque anxiété, nervosité, palpitations et insomnie.

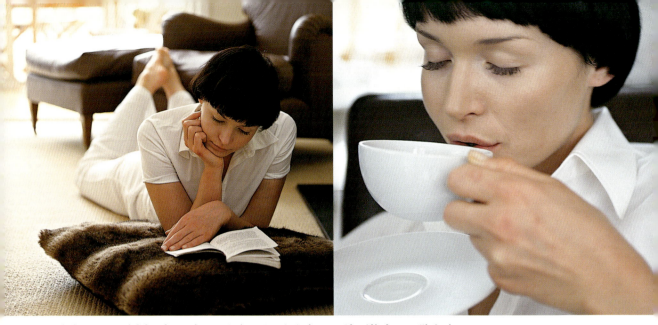

Limitez vos activités sédentaires et buvez plus de boissons décaféinées et d'infusions.

Enfin, la caféine crée une dépendance. Ainsi, pour retrouver le même effet « coup de fouet », il faut en consommer de plus en plus. Le manque se traduit par des maux de tête.

Agissez Limitez les activités sédentaires. Buvez de préférence des boissons sans caféine et des tisanes. Préservez votre équilibre. Limitez-vous à un maximum de deux tasses de café par jour ou remplacez le café par des infusions.

Nicotine et autres toxines

Il est vrai qu'inhaler la fumée de cigarette diminue la tension musculaire. Mais si la nicotine peut stimuler et aiguiser les sens, elle agit aussi sur le système nerveux en libérant les hormones du stress dans le sang. Une seule cigarette suffit pour accélérer le rythme cardiaque et augmenter la tension artérielle, en sollicitant le système cardio-vasculaire qui doit alors compenser la diminution d'oxygène dans le sang. Fumer met donc sérieusement la santé en danger : les risques de cancer du poumon, de maladies cardiaques et d'accidents vasculaires s'en trouvent considérablement augmentés.

La cigarette introduit encore des milliers d'autres toxines dans l'organisme, comme le monoxyde de carbone (produit par la fumée), qui fait baisser la quantité d'oxygène dans le sang et endommage les cellules, réduisant ainsi le processus naturel de détoxification.

Agissez Arrêtez de fumer. En moins de 24 heures, le taux de monoxyde de carbone chute et la quantité d'oxygène dans le sang revient à la normale. C'est déjà de l'énergie retrouvée ! Au bout de 1 à 5 jours d'arrêt, le risque de crise cardiaque est divisé par deux. Pour vous aider, l'hypnose s'avère souvent efficace. Si vous ne vous sentez pas encore prêt, prenez tous les jours des suppléments en vitamines et sels minéraux pour compenser l'appauvrissement nutritif lié à l'absorption de nicotine.

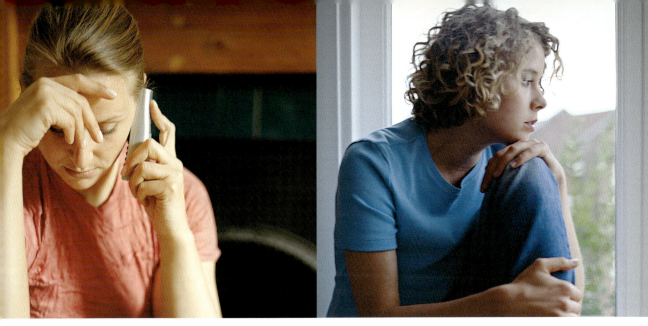

Les problèmes familiaux et relationnels sont émotionnellement épuisants.

DÉVITALISANTS **émotionnels**

Le champ émotionnel d'un individu subit également des pressions sous diverses formes. Le conjoint et la famille, en demande constante, peuvent réellement épuiser le capital énergétique. Certains amis sont aussi quelque peu « usants »… Au travail, la compétition entre collègues et la pression hiérarchique sont autant de facteurs susceptibles d'entamer la confiance en soi. Et à la maison, les obligations familiales ne sont pas toujours propices à l'épanouissement personnel d'un individu.

La relation amoureuse

Avec votre partenaire, c'est le grand huit avec des hauts et des bas ! Votre capital énergétique en supporte fatalement les conséquences. Si votre conjoint est égoïste et que vous faites sans cesse des compromis pour préserver l'harmonie de votre couple, vous subissez un déséquilibre énergétique qui engendre un sentiment de tristesse et d'amertume. De même, si vous vivez une relation houleuse, rythmée par les disputes, votre énergie émotionnelle sera au plus bas. **Agissez** Discutez avec votre partenaire pour tenter d'équilibrer votre relation et essayez de comprendre ensemble l'origine de vos divergences. Une aide psychologique peut parfois vous aider à sauver votre couple.

Enfants et parents âgés

En accaparant chaque jour un peu de votre temps, les enfants, mais aussi les personnes âgées de votre entourage, bouleversent votre énergie émotionnelle. Pour attirer votre attention, il n'est pas rare qu'un enfant pique une colère ou fasse une indigestion. Quant aux parents âgés, surtout lorsqu'ils sont diminués, ils aimeraient que vous passiez l'essentiel de votre temps libre auprès d'eux.

Agissez Ménagez votre énergie en accordant chaque jour à vos enfants un moment où ils pourront vous raconter leurs petites misères. Lisez une histoire aux plus petits. Avec les proches âgés, organisez-vous. Choisissez un soir dans la semaine ou le week-end pour leur rendre visite : cette perspective les apaisera.

Les amis

Qui n'a pas, dans son entourage, au moins un ou une amie narcissique, fantasque, voire les deux à la fois ? Une de ces personnes qui « vampirisent » votre énergie, jusqu'à vous laisser exsangue ? Il ou elle n'hésite pas à vous appeler à des heures indues pour vous parler de ses problèmes sans écouter une seule seconde les vôtres, ou vous contacte à la dernière minute pour annuler un rendez-vous sous un prétexte loufoque.

Agissez Préservez votre énergie en limitant le temps passé au téléphone avec ces amis « épuisants ». Faites le tri parmi vos connaissances. Il est bon, parfois, de reconsidérer ses amitiés : en vieillissant, votre capital énergétique change, vos amis aussi…

Les relations professionnelles

Vos collègues de travail ne sont pas toujours coopératifs. Cette situation peut bouleverser votre énergie émotionnelle au point de vous faire perdre votre assurance.

Agissez Si votre supérieur hiérarchique vous accable, parlez-lui franchement de vos difficultés relationnelles. Essayez d'insuffler un esprit d'équipe chez vos collègues qui ont tendance à jouer « perso ».

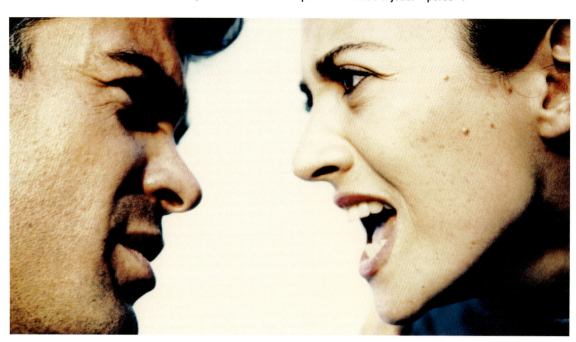

Les aspirations profondes sont rarement prises en compte. En continuant à les négliger de la sorte, il est peu probable de parvenir un jour à cette harmonie intérieure et extérieure à laquelle nous rêvons tant. Pensez à toutes ces frustrations quotidiennes et leurs conséquences désastreuses sur votre énergie mentale. Soyez réaliste : si vous êtes constamment négatif, votre vie persistera dans cette voie. Peut-être avez-vous toujours eu envie de peindre ou d'apprendre à jouer d'un instrument, sans avoir jamais eu le temps de le faire ? Vous rêvez d'acheter une maison à l'étranger, mais vous ne vous décidez jamais à vous rendre sur place pour prospecter ? Vous vous ennuyez à mourir dans votre travail, mais votre salaire confortable vous retient d'aller voir ailleurs ?

DÉVITALISANTS psychiques

Agissez Prenez enfin le temps d'être à l'écoute de vous-même, de vos rêves et de vos aspirations. Soyez positif, et travaillez à l'accomplissement de vos objectifs. Tenez un journal intime (voir pages 128-129) : vous ferez des découvertes étonnantes sur vous-même. Méditez (voir pages 41 et 133) régulièrement dans un endroit tranquille, afin de capter les messages intérieurs qui vous indiqueront la voie qui est la vôtre et qui vous aideront à réaliser vos désirs les plus profonds.

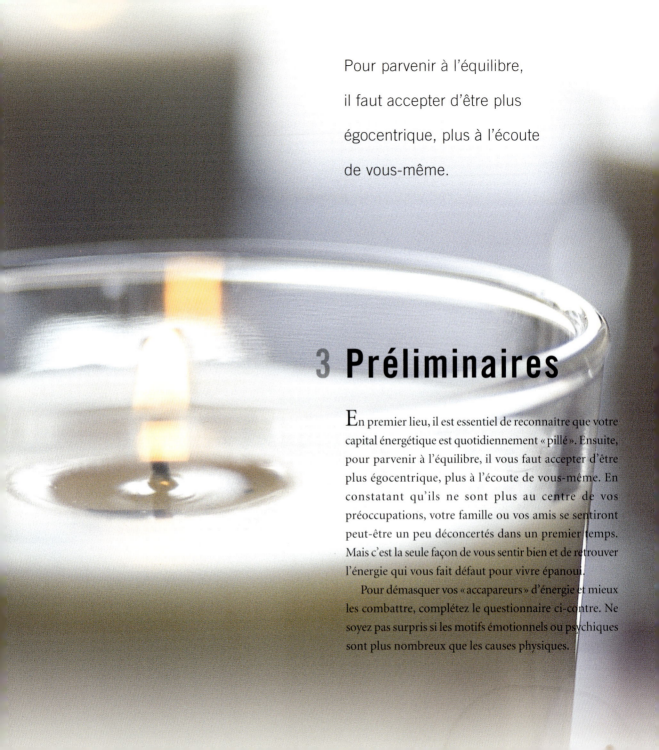

Pour parvenir à l'équilibre, il faut accepter d'être plus égocentrique, plus à l'écoute de vous-même.

3 Préliminaires

En premier lieu, il est essentiel de reconnaître que votre capital énergétique est quotidiennement « pillé ». Ensuite, pour parvenir à l'équilibre, il vous faut accepter d'être plus égocentrique, plus à l'écoute de vous-même. En constatant qu'ils ne sont plus au centre de vos préoccupations, votre famille ou vos amis se sentiront peut-être un peu déconcertés dans un premier temps. Mais c'est la seule façon de vous sentir bien et de retrouver l'énergie qui vous fait défaut pour vivre épanoui.

Pour démasquer vos « accapareurs » d'énergie et mieux les combattre, complétez le questionnaire ci-contre. Ne soyez pas surpris si les motifs émotionnels ou psychiques sont plus nombreux que les causes physiques.

Identifiez vos dévitalisants quotidiens

Complétez le questionnaire suivant pour connaître les responsables de vos baisses de tonus quotidiennes.

Oui Non Parfois

1. Vous fumez plus d'un paquet de cigarettes par jour.
2. Votre patron n'apprécie jamais votre travail.
3. Vous vous disputez sans cesse avec votre conjoint.
4. Vous êtes d'un tempérament anxieux ou vous vous noyez dans un verre d'eau.
5. Vous buvez plus de six tasses de café par jour.
6. Vos nuits sont toujours trop courtes ou vous avez un sommeil agité.
7. Vous ne savez pas comment sortir d'une relation amoureuse qui ne vous satisfait plus.
8. Vous sentez confusément que votre vie prend une mauvaise direction.
9. Vos rêves sont accessibles, mais vous n'avez jamais rien fait pour les concrétiser.
10. Vous vous dévalorisez constamment.
11. Il vous arrive souvent de travailler tard le soir.
12. Votre déjeuner se compose en général de coupe-faim, comme du chocolat ou des chips.
13. Vous avez le sentiment de tout donner à votre famille et de recevoir peu en retour.
14. Votre ordinateur et votre espace de travail sont des fouillis inextricables.
15. Votre « moi intérieur » vous envoie régulièrement des messages que vous choisissez d'ignorer.
16. Vous mourez d'envie de vivre à la campagne, mais vous restez en ville.
17. Certains de vos amis n'appellent que pour vous parler de leurs problèmes.
18. Vous êtes plutôt du genre négatif, avec une tendance à voir la vie en noir.
19. Vous êtes conscient de faire uniquement pour l'argent un travail qui vous déplaît.
20. Vous gaspillez votre énergie dans des conflits sans importance.
21. Vous buvez plus de 14 verres d'alcool (pour une femme) ou 21 (pour un homme) par semaine.
22. Vous parlez toujours de vos projets de changement, sans jamais les mettre à exécution.
23. Vous pensez ne pas avoir le temps de faire un peu de méditation ou de suivre des cours de yoga.
24. Vous avez du mal à considérer les activités physiques comme une priorité dans votre quotidien.
25. Votre vie vous semble désespérément vide, sans raison apparente.

Additionnez vos résultats en comptant 2 points pour « Oui », 1 point pour « Parfois » et 0 point pour « Non ». Votre total :

Entre 35 et 50 points
Votre capital énergétique est dans le rouge ! Devenez votre priorité numéro 1. Remettez en question vos habitudes alimentaires et accordez plus d'importance à votre sommeil. Ensuite, analysez votre comportement face aux problèmes familiaux et aux amis qui vous « vampirisent ». Chaque jour, essayez des « revitalisants instantanés » (pages 36 à 141) pour refaire le plein d'énergie.

Entre 20 et 34 points
Au quotidien, vous restez attentif à votre capital énergétique. Mais il semble ne pas être au top. Faites le bilan et améliorez ce qui peut l'être. Ne négligez pas la pause déjeuner. Surveillez votre consommation d'alcool. Repérez vos dévitalisants émotionnels. Écoutez vos désirs et sélectionnez des « revitalisants instantanés » (pages 36 à 141) pour vous redynamiser.

Moins de 20 points
Vous semblez maîtriser votre vie, mais ne vous endormez pas sur vos lauriers ! Une difficulté professionnelle ou une crise familiale peuvent dilapider brutalement votre capital énergétique. Prenez soin de votre santé. Maintenez votre énergie physique, émotionnelle et mentale à son plus haut niveau en essayant des « revitalisants instantanés » (pages 36 à 141). Ainsi, vous conserverez votre équilibre.

Le questionnaire précédent vous donne déjà une idée des éléments responsables des fluctuations de votre énergie. Notez vos stimulants habituels (voir pages 19-20) et promettez-vous soit de les réduire, soit de les supprimer complètement! Dressez la liste de vos dévitalisants émotionnels et réfléchissez aux moyens de les contourner; mettez tout cela par écrit.

Les coups de pompe

Quel moment de la journée vous paraît le plus difficile à vivre? Si vous êtes « du matin », planifiez les rendez-vous importants ou les activités avec vos enfants dans la matinée, lorsque vous êtes au meilleur de votre forme. Repérez l'heure à laquelle vous commencez à sentir la fatigue et mangez un en-cas énergétique (voir page 10) une demi-heure avant, afin d'éviter le risque d'hypoglycémie. Si vous êtes toujours sur les genoux et du genre soupe au lait en fin de journée, un exercice de respiration ou de réflexologie en milieu d'après-midi (voir pages 86 à 105) vous aidera à recharger vos batteries. En revanche, si vous êtes un oiseau de nuit surexcité à l'heure du coucher, purifiez votre aura ou livrez-vous à une méditation apaisante avant de vous mettre au lit.

La fatigue chronique

L'asthénie mentale ne se guérit pas du jour au lendemain. Il faut souvent changer son mode de vie et bousculer ses habitudes. Vous avez peut-être envie de faire un travail plus créatif, d'avoir enfin du temps pour vous, de faire la grasse matinée le dimanche, en laissant votre conjoint s'occuper des enfants. Quel que soit votre désir, fixez-vous un délai pour mener à bien votre projet. En guise de soutien psychologique, utilisez les mantras, l'affirmation de soi et la visualisation (voir pages 36 à 141).

Écrivez votre objectif, de manière à pouvoir le répéter à haute voix (au moins dix fois) lorsque votre confiance en vous ou votre motivation déclinent, ou quand plus rien ne va comme vous le voulez. Choisissez les « bons » mots : ils doivent être fondamentalement positifs. Essayez ce genre d'affirmation : « je suis quelqu'un de remarquable, et je réussis tout ce que j'entreprends », « j'accepte avec joie tout ce qui peut arriver aujourd'hui » ou « j'ai tout pour être heureux ».

Repérez VOS BAISSES DE TONUS

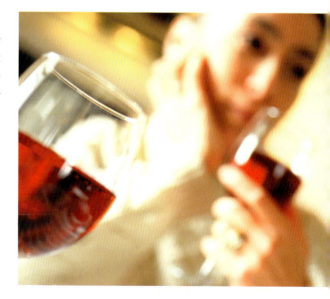

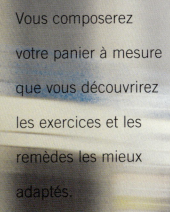

Vous composerez votre panier à mesure que vous découvrirez les exercices et les remèdes les mieux adaptés.

4 Le panier énergétique

Les exercices proposés dans le chapitre « Revitalisants instantanés » (pages 36 à 141) vous aideront à alimenter votre capital énergétique au cours d'une journée ordinaire. La majorité d'entre eux nécessite certains produits de base destinés à un usage régulier, et quelques autres plus spécifiques. L'ensemble formera un « panier », dans lequel vous puiserez à chaque baisse de tonus. Vous le composerez à mesure que vous découvrirez les exercices et les remèdes les mieux adaptés.

Les fleurs de Bach (préparations du Dr Edward Bach) ou celles du bush australien sont idéales pour soigner les déséquilibres émotionnels. Le remède « Rescue », par exemple, se révèle d'une aide précieuse dans le cas d'une peur panique. Si vous êtes amateur d'infusions, les herbes fraîches et les épices vous permettront de préparer différentes boissons curatives. Les huiles essentielles aromatiques vous deviendront vite indispensables grâce à leurs propriétés variées, qu'il s'agisse d'apaiser ou de raviver les sens. Vous commencerez par la lavande aux vertus innombrables, puis vous compléterez petit à petit par d'autres huiles en fonction de vos besoins. Pour évacuer l'énergie négative de la maison et assainir l'atmosphère, ayez recours aux encens et aux herbes à brûler. Enfin, laissez-vous séduire par les cristaux et leurs pouvoirs particulièrement efficaces en cas de baisse d'énergie. Vous le constaterez bien vite : ce panier énergétique est une vraie trousse de survie !

Le pouvoir des fleurs

Généralement présentées sous forme d'élixirs, les essences florales soignent le corps autant que l'esprit. Elles agissent sur les sentiments négatifs accumulés dans le subconscient. Le processus d'extraction reproduit celui de la rosée. Selon la méthode solaire – la plus utilisée –, les fleurs sont immergées dans un récipient d'eau exposé plusieurs heures en plein soleil. La méthode de l'ébullition, quant à elle, consiste à ébouillanter les fleurs

LE CHOIX des remèdes

Fleurs de Bach	Vertus émotionnelles
Charme page 63	Donne la force d'affronter le quotidien. Convient à ceux qui baissent souvent les bras devant un surcroît de tâches à accomplir.
Olivier page 63	Apporte un regain d'énergie à ceux que les soucis ou le surmenage épuisent.
Orme page 59	Redonne confiance et courage à ceux qui se dépensent sans compter dans leur travail et pour leur famille.
Saule page 63	Combat la mélancolie et l'amertume des pessimistes introvertis et autocomplaisants.
« Rescue » (composé de 5 fleurs) page 63	Remède d'urgence en cas de crise d'angoisse ou de trac avant un examen ou une intervention en public, quand il y a panique, perte du contrôle de soi et souffrance psychologique.

Fleurs du bush australien	Vertus émotionnelles
« Alpine mint bush » page 63	Procure joie et sentiment de renouveau aux personnes affectées par une fatigue mentale et émotionnelle, ou qui plient sous le poids des responsabilités.
« Calm & clear » (composé) page 82	Encourage à la relaxation et à l'abandon ceux qui s'étourdissent dans le travail.
« Crowea » page 63	Équilibre et recentre l'individu mal dans sa peau et en proie à l'inquiétude.
« Dog rose of the wild forces » page 67	Apporte un équilibre émotionnel aux personnes angoissées à l'idée de perdre le contrôle de soi.
« Five corners » page 47	Redonne estime et confiance à ceux qui manquent d'assurance.
Spray « Emergency » (composé) pages 100-101	Calme le sentiment de panique et de détresse en cas de choc.
Spray « Space clearing » (composé) page 97	Crée un environnement sain et harmonieux, épuré de toutes les énergies mentales et émotionnelles négatives.

pendant 30 minutes dans de l'eau pure. Dans les deux cas, le liquide est ensuite versé dans des flacons à moitié remplis de cognac biologique. Dans cet ouvrage, nous nous intéresserons exclusivement aux fleurs de Bach et du bush australien.

Mode d'emploi

Pour les remèdes « fleurs de Bach » : prenez 4 gouttes directement sur la langue ou dans un peu d'eau, 4 fois par jour. Pour les remèdes « fleurs du bush » : mettez 7 gouttes sous la langue, 2 fois par jour.

Herbes à brûler et bâtons d'encens

D'origine amérindienne, les herbes à brûler sont des plantes séchées présentées en bottes. En se consumant, elles purifient et régénèrent l'atmosphère. Les bâtons d'encens possèdent un pouvoir identique. Choisissez le parfum convenant le mieux au lieu et au moment.

Herbes à brûler Pages 122-123	Effets
Romarin	Assainit une atmosphère renfermée.
Sauge	Purifie l'air ambiant en profondeur.
Sweetgrass	Chasse les énergies négatives.

Encens Page 134	Effets
Bois de santal	Purifie l'atmosphère et favorise la méditation.
Cèdre	Crée une ambiance sécurisante.
Clou de girofle	Favorise la concentration et dissipe la mauvaise humeur.
Jasmin	Prépare le corps au sommeil et à la méditation.
Myrrhe	Calme les émotions.
Vanille	Revitalise le corps et apaise l'émotivité.

Huiles essentielles

Ces merveilleuses huiles parfumées sont extraites de plantes, de fleurs, d'arbres, de fruits, d'écorces, d'herbes et de graines. Calmantes ou dynamisantes, utilisées en inhalation ou par application sur la peau, elles ouvrent la voie de la guérison.

Il existe environ 150 essences, présentant chacune un parfum unique et une propriété thérapeutique doublée d'un pouvoir antiseptique. Certaines sont apaisantes, d'autres stimulantes ; elles jouent parfois le rôle d'antidépresseurs. Dans un premier temps, choisissez l'huile de lavande, en raison de sa grande polyvalence, et l'huile de l'arbre à thé. Aidez-vous ensuite du tableau ci-contre pour trouver votre bonheur.

> En inhalation et par application sur la peau, les huiles essentielles ouvrent la voie de la guérison.

Mode d'emploi

Certaines huiles essentielles s'utilisent pures. D'autres se diluent ou se mélangent à une huile de base. Reportez-vous aux pages 56, 63 et 108 : vous y trouverez des astuces pour en tirer le meilleur parti.

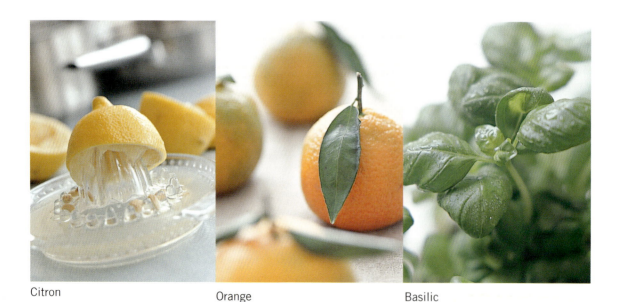

Citron　　　　　　　　Orange　　　　　　　　Basilic

Huiles essentielles	Propriétés
Arbre à thé page 43	Antiseptique, indispensable pour ses effets stimulants spectaculaires.
Basilic page 108	Revitalisante et équilibrante. Éclaircit les idées et favorise la concentration. (À éviter pendant la grossesse.)
Bergamote pages 43, 63	À la fois calmante et stimulante. Excellent antidépresseur. (À utiliser avec précaution au soleil.)
Bois de santal pages 56, 136	Parfum puissant. Effet relaxant et antidépresseur.
Camomille page 117	Relaxante et antispasmodique. Soulage les migraines d'origine nerveuse et les indigestions.
Citron pages 43, 117	Purifiante et antiseptique. Restaure et stimule le système immunitaire.
Citronnelle pages 56, 97	Stimulante. Purifie et tonifie le corps et l'esprit.
Citron vert pages 108, 117	Tonifiante. Stimule les organes paresseux.
Encens pages 56, 117	Apaisante. Élève l'esprit et calme la nervosité.
Eucalyptus page 97	Vivifiante. Clarifie le mental et décongestionne les voies respiratoires.
Genièvre page 131	Relaxante et purifiante. Fortifie l'organisme en période de convalescence. (À éviter pendant la grossesse.)
Géranium pages 108, 110, 117, 136	Revigorante. Antidépresseur précieux en cas d'épuisement.
Gingembre page 43	Stimule la production d'énergie.
Jasmin pages 108, 136	Parfum enivrant. Décontracte, dissipe l'anxiété, soulage les états dépressifs et léthargiques.
Lavande pages 57, 108, 110, 117, 131, 136	Polyvalente et relaxante. Se mélange à d'autres huiles. Soulage le stress, les céphalées et les troubles digestifs d'origine nerveuse. Favorise un sommeil réparateur.
Mandarine page 117	Rafraîchissante et détoxifiante. Aide à la digestion et soulage les brûlures d'estomac.
Marjolaine page 84	Calmante. Soulage la tension musculaire et les maux de tête. Diminue l'anxiété. (À éviter pendant la grossesse.)
Néroli page 63	Calmante. Aide à lutter contre le stress.
Orange page 43	Revitalisante et tonique. Procure bonne humeur et optimisme.
Pamplemousse page 117	Parfum tonique. Redonne de l'énergie et soulage l'épuisement nerveux.
Patchouli page 136	Sensuelle, relaxante et inspiratrice. Améliore les états dépressifs.
Pin pages 43, 117	Antiseptique. Dissipe la fatigue et détend les muscles.
Romarin pages 93, 97, 131	Stimulante et bactéricide. Utilisée en cas de fatigue nerveuse et mentale.
Rose page 133	Sensuelle et enivrante. Apaise les émotions, soulage la tension nerveuse et musculaire.
Sauge sclarée pages 43, 117	Relaxante et euphorisante. Utilisée comme antidépresseur. (À éviter pendant la grossesse.)
Ylang-ylang pages 108, 136	Apaisante et sensuelle. Efficace contre le stress, l'angoisse, l'anxiété et la dépression.

Herbes et épices

Leurs vertus curatives n'avaient pas de secret pour les Anciens. Aujourd'hui, les herbes continuent de tenir une place non négligeable dans la médecine moderne. Herbes et épices contiennent des vitamines, des sels minéraux, des oligo-éléments, mais aussi des tanins, des résines ou des glucosides. Riches en substances nutritives, elles peuvent jouer un rôle stimulant et tonifiant; cependant, elles sont plus volontiers employées pour leurs propriétés calmantes. Les qualités antispasmodiques et antiseptiques de certaines herbes soignent les fonctions digestives et stimulent le système immunitaire.

Mode d'emploi

Pour préparer les infusions proposées dans le chapitre « Revitalisants instantanés », il est préférable d'utiliser des herbes fraîches, afin de conserver intactes leurs substances curatives.

Riches en substances nutritives, herbes et épices peuvent jouer un rôle stimulant et tonifiant, mais elles sont plus volontiers employées pour leurs propriétés calmantes.

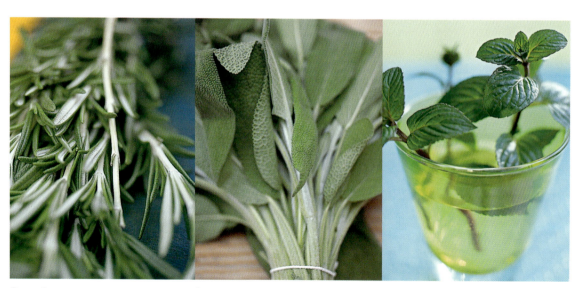

Romarin   Sauge   Menthe

Herbe ou épice	Utilisations	Propriétés
Gingembre page 46	Épice à la saveur chaude et piquante. En infusion, utiliser la racine fraîche.	Il contribue au métabolisme des lipides, réduit le taux de cholestérol dans le sang et facilite la digestion. Il prévient les états nauséeux et favorise la circulation sanguine, particulièrement par temps froid. Il renforce le système respiratoire.
Ginkgo biloba page 58	Herbe médicinale ancestrale. En infusion, fortifie la circulation artérielle et la mémoire.	Il améliore le métabolisme du glucose cérébral. Il augmente la vigilance, en stimulant la production d'ondes alpha dans le cerveau.
Ginseng de Corée page 90	Racine en général disponible sous forme de poudre.	Ce stimulant apporte de l'énergie, renforce le système immunitaire et réduit la fatigue. Il améliore ainsi les performances physiques et mentales.
Mélisse page 58	Herbe au parfum suave. Délicieuse en infusion.	Son action antispasmodique soulage la tension musculaire, atténue l'anxiété et facilite la digestion.
Menthe poivrée page 58	Contient du menthol, dont les propriétés carminatives agissent sur l'aérophagie, les digestions difficiles et les états nauséeux.	Rafraîchissante en infusion, elle favorise la concentration. Elle donne un bon « coup de fouet » à ceux qui se sentent épuisés.
Romarin page 46	Herbe aromatique agréablement parfumée. Tonifiant en infusion.	Il soulage les maux de tête, atténue les vertiges et renforce le système nerveux.
Sauge* page 46	Pour neutraliser la saveur légèrement amère de cette herbe, ajouter un peu de miel dans l'infusion.	Ce tonique soulage les crampes d'estomac. Doté de propriétés relaxantes, il calme aussi la surexcitation.
Thé vert page 90	Thé d'Orient contenant un taux élevé de polyphénols et de flavonoïdes, bénéfiques pour le système immunitaire.	Son action antioxydante démontrée détruit les radicaux libres, qui sont susceptibles d'augmenter le risque de cancer.

* À éviter chez le diabétique et la femme enceinte.

Pierres et cristaux

Il y a plusieurs millions d'années, la rencontre de gaz chauds et de minéraux solubles a fait jaillir les premiers cristaux des entrailles de la terre en fusion. Leur structure en trois dimensions leur permet d'absorber, d'amplifier, et enfin de transmettre un courant électromagnétique capable d'équilibrer le niveau vibratoire de l'aura, des chakras et des cellules du corps. Employés à des fins thérapeutiques, les cristaux soulagent le stress. Ils combattent la négativité et favorisent l'harmonie. Pour commencer, achetez les pierres conseillées dans le chapitre « Revitalisants instantanés » ; vous les compléterez ensuite au gré de vos besoins et de vos envies.

Mode de sélection

Lors de l'achat, vous serez intuitivement attiré par une pierre précise. Vous ressentirez une connexion énergétique ou un sentiment de bien-être lorsque vous la prendrez dans la main : en réalité, c'est elle qui vous aura choisi.

Nettoyage des cristaux

Les cristaux achetés dans le commerce sont chargés de l'empreinte énergétique du magasin. Il faut donc les nettoyer minutieusement pour les réénergiser. Si vous les utilisez pour drainer les émotions négatives, pensez à les nettoyer régulièrement.

Nettoyage à l'eau Tenez le cristal sous l'eau du robinet. Pendant qu'elle coule, concentrez-vous sur votre désir de transformer l'énergie négative en énergie positive. Puis laissez le cristal sécher au soleil.

Nettoyage au soleil Passez la pierre sous l'eau. Posez-la sur un rebord de fenêtre pendant 24 heures, afin de la régénérer (à éviter pour l'améthyste et le quartz rose, particulièrement sensibles à la lumière).

Définir l'intention

Les propriétés énergétiques des cristaux peuvent être exploitées à des fins thérapeutiques diverses. Avant toute chose, il convient de vous approprier la pierre en définissant vos intentions d'utilisation. En d'autres termes, il vous faut la « charger ».

- Tenez le cristal dans une main, recouvrez-le de l'autre main, et promettez de ne l'utiliser qu'à des fins bienveillantes.
- Accordez-vous à l'énergie du cristal ; si vous préférez, visualisez un rayon de lumière blanche matérialisant cette connexion.
- Concentrez-vous sur la fonction du cristal : guérison, méditation, purification… Puis déclarez à voix haute : « Je destine ce cristal à… » (ajoutez votre intention). Répétez cette formule plusieurs fois.
- Conservez votre pierre sur vous, dans votre voiture ou près de votre lit.

Pierres ou cristaux	Utilisations	Qualités
Agate Page 63	Pierre de l'estime de soi.	Apporte la paix intérieure et aiguise les facultés sensorielles.
Aigue-marine Page 83	Pierre anti-stress.	Fort pouvoir calmant. Favorise la lucidité et purifie le chakra de la gorge.
Ambre Pages 76-77	Pierre jaune qui apaise.	Guérit le système nerveux. Incite à la patience. Apporte sagesse et équilibre.
Améthyste Page 130	Cristal de l'apaisement des souffrances physiques et émotionnelles.	Aide à la prise de conscience spirituelle et à la purification de l'aura.
Aventurine Pages 60-61	Pierre polyvalente.	Procure un bien-être physique, psychique et émotionnel. Favorise la créativité et apporte la prospérité.
Béryl Page 63	Cristal des pensées positives.	Soulage le stress et tranquillise l'esprit.
Héliotrope Page 63	Pierre de l'enracinement.	Purifie le sang. Aide à la prise de décision en nettoyant les chakras inférieurs.
Jaspe Page 42	Pierre protectrice.	Protège et débarrasse l'aura de sa négativité.
Œil-de-chat Page 63	Pierre du bonheur et de la confiance.	Clarifie les idées. Contribue à l'équilibre des chakras.
Quartz naturel Page 91	Cristal polyvalent, aidant à la méditation.	Optimise l'influence des autres cristaux. Apaise les peurs irrationnelles et améliore les facultés mentales.
Quartz rose Page 96	Pierre fondamentale de l'amour et de la santé.	Évacue la négativité, favorise l'estime et l'affirmation de soi.
Tourmaline verte Page 61	Pierre de la guérison et de la compassion.	Ouvre le chakra du cœur. Transforme l'énergie négative en énergie positive.

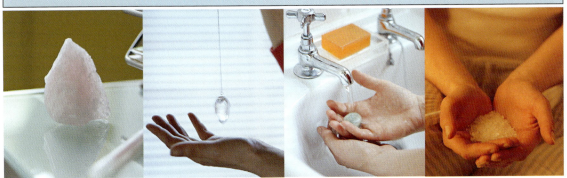

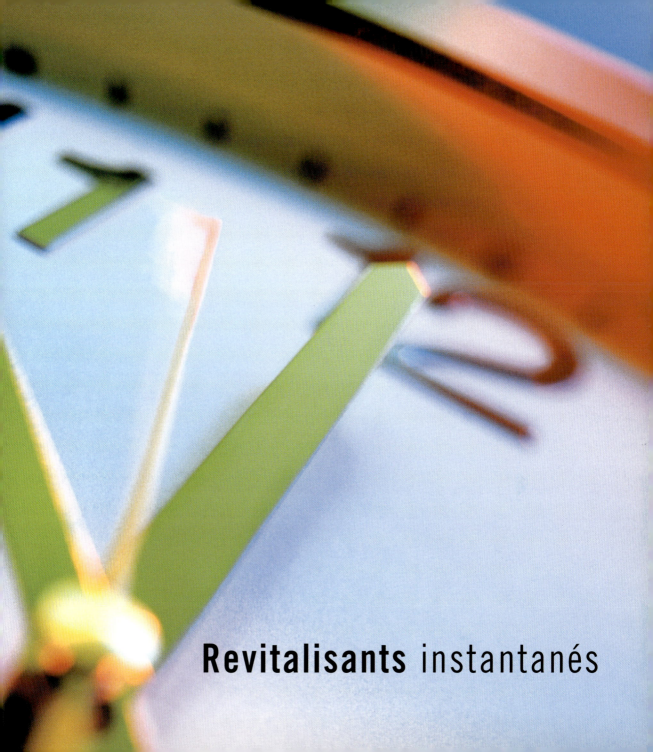
Revitalisants instantanés

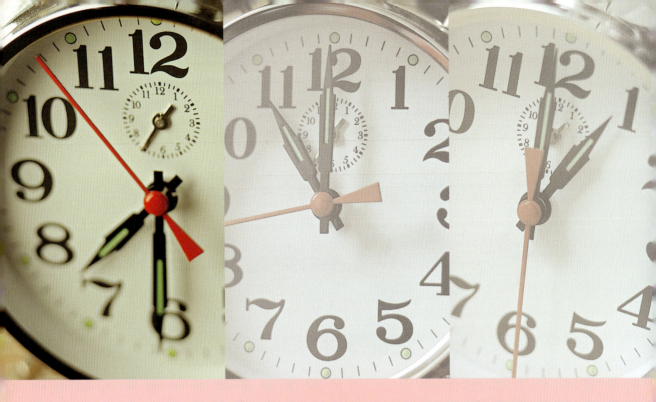

5 Fraîcheur du réveil

Les exercices stimulants proposés visent à recharger vos réserves énergétiques sur tous les fronts.

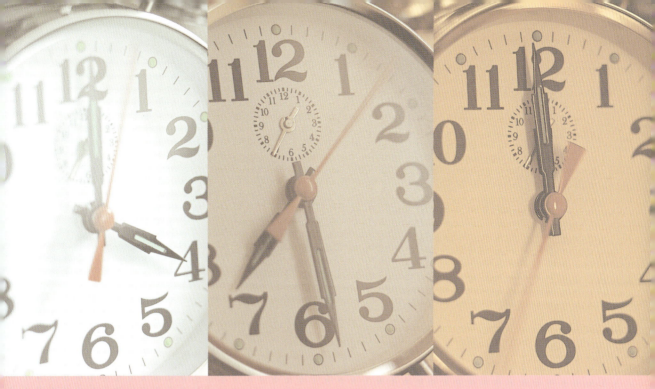

L'heure où le réveil sonne est l'un des pires moments de la journée. Vous rechignez à quitter votre lit douillet et à vous arracher à la chaleur de ses draps, d'autant que la perspective des diverses tâches à accomplir n'a rien de séduisant. Pendant votre sommeil, les fonctions de votre organisme ont travaillé au ralenti. Vous sentez confusément qu'un petit coup de pouce sera le bienvenu pour rassembler vos forces, tant physiques que mentales.

Les exercices stimulants proposés dans ce chapitre visent à recharger vos réserves énergétiques sur tous les fronts. Éclaircissez vos idées et aiguisez votre esprit avec la méditation, établissez les objectifs de la journée en pratiquant la méthode de l'affirmation ou travaillez le corps et le mental avec le yoga avant de prendre votre petit déjeuner : c'est à vous de choisir ! Sélectionnez un ou deux exercices adaptés à votre mode de vie. En les mettant régulièrement en œuvre, vous deviendrez capable d'affronter les différentes épreuves de la nouvelle journée qui s'annonce.

Tous les matins, c'est la même chose. Votre réveil vous tire de votre sommeil et vous avez toutes les peines du monde à vous lever. Quand vous y parvenez, la question reste entière : comment trouver la force d'aller plus loin ? Un exercice respiratoire saura donner à votre corps l'énergie qui lui fait défaut.

L'importance d'une bonne respiration est souvent sous-estimée. Dans les premiers mois de la vie, la respiration diaphragmatique est instinctive. Par la suite, elle devient plus superficielle, peut-être par paresse, et c'est la cage thoracique qui prend le relais. Lors de l'inspiration, l'oxygène de l'air passe dans le sang pour être transporté vers les cellules et les organes. À l'expiration, l'organisme rejette du dioxyde de carbone. Plus vous vous oxygénez, mieux vous vous portez !

RESPIRATION énergisante

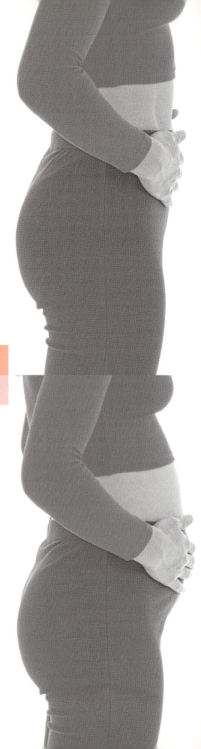

RESPIRER PROFONDÉMENT

Au lever, pratiquez la respiration diaphragmatique afin d'oxygéner le sang et d'améliorer la capacité pulmonaire ; vous favoriserez l'élimination des toxines et la purification des organes internes.

1. Tenez-vous debout ou assis en tailleur sur un tapis, le dos bien droit. Inspirez profondément par le nez en gonflant le ventre : l'air s'engouffre naturellement dans les poumons.
2. En descendant, le diaphragme laisse aux poumons l'espace nécessaire pour se gonfler à fond. Restez ainsi pendant quelques secondes.
3. Expirez lentement, toujours par le nez, en vidant progressivement vos poumons, du haut vers le bas. Répétez cette respiration profonde pendant 5 à 10 minutes chaque matin.

MÉDITATION matinale

Accessible à tous, la méditation est une technique merveilleuse pour apaiser l'esprit et apporter la paix intérieure. Elle vous aidera à surmonter vos angoisses et à réorganiser vos schémas cognitifs. En prenant vos distances avec votre ego, vous établirez le contact avec votre subconscient qui, ne l'oubliez pas, influence l'ensemble de vos actes. Méditer un peu chaque matin réduit le stress et apporte un bien-être général.

Mandala inspirateur

Vous pouvez remplacer la bougie par un mandala tibétain ou bouddhiste (cercle magique représentant l'éternité). Choisissez une reproduction en couleurs et placez-la face à vous. Pendant la méditation, fixez le point central.

MÉDITER POUR SE RESSOURCER

Livrez-vous à cette méditation 5 à 10 minutes chaque jour. Vous ne tarderez pas à constater ses bienfaits : une énergie quotidienne accrue, une meilleure résistance au stress et aux frustrations.

1. Placez une bougie allumée devant vous. Asseyez-vous en tailleur sur un tapis ou sur une natte de yoga, le dos droit, en joignant les talons de manière à favoriser la concentration et la pondération.

2. Détendez méthodiquement l'ensemble du corps, depuis le cuir chevelu jusqu'aux orteils. Ralentissez la respiration, en inspirant et en expirant avec le diaphragme.

3. Fixez la flamme de la bougie pendant une minute, puis fermez les yeux. Gardez son image à l'esprit aussi longtemps que possible, jusqu'à trouver l'apaisement. Puis commencez à méditer, en vous concentrant sur un sujet. Si d'autres pensées surgissent, laissez-les passer.

4. Vers la fin de la méditation, pensez à des choses positives concernant la journée à venir. Projetez-vous mentalement et regardez-vous agir : vous réussissez tout ce que vous entreprenez. Ouvrez lentement les yeux. Dès lors, vous êtes prêt à relever tous les défis.

Si la journée s'annonce difficile, une protection s'impose. Chaque individu est auréolé d'un champ énergétique spirituel : l'aura (voir page 14). Celle-ci comporte plusieurs couches, dont les couleurs évoluent sans cesse en fonction de la lumière absorbée par le corps. L'aura contient également les sept centres énergétiques principaux – les chakras (voir page 15) – situés entre la région de l'aine (chakra racine) et le sommet du crâne (chakra coronal). Elle reflète notre état émotionnel, mental et spirituel. Comme ses énergies vibratoires interagissent avec le corps physique, il est important de les revitaliser régulièrement.

Astuce énergie
Pendant cet exercice, prenez en main un cristal protecteur – un jaspe, par exemple.

Les énergies vibratoires de l'aura ont besoin d'être revitalisées régulièrement.

REVITALISER l'aura

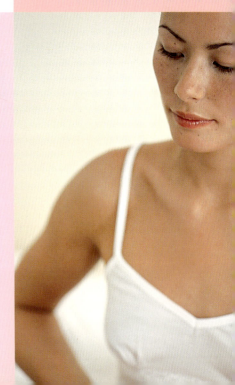

PROTECTION DE L'AURA
Le blanc est, en plus du violet, la couleur du chakra coronal, centre de la spiritualité. Dans cet exercice de visualisation, vous l'utiliserez de façon à enrichir votre aura et à la protéger des influences négatives potentielles.

1 Asseyez-vous en tailleur sur un tapis, le dos bien droit. Fermez les yeux et respirez profondément avec le diaphragme.

2 Imaginez une lumière blanche s'immisçant par le chakra coronal. Elle traverse votre corps, pénètre vos organes et tous vos chakras. Restez ainsi un instant en appréciant la chaleur de cette énergie bienveillante.

3 Puis la lumière blanche s'étend pour former une couche protectrice autour de votre corps. Ressentez sa puissance. Concentrez-vous un moment sur la journée à venir. Ouvrez lentement les yeux. Répétez cet exercice.

Au saut du lit, le corps engourdi a souvent besoin d'un « starter » pour activer la circulation et le fonctionnement des organes. Lorsqu'on évoque les huiles essentielles (voir pages 30-31), on pense souvent à leur action olfactive, tantôt stimulante, tantôt apaisante. Mais elles peuvent aussi s'appliquer par massage sur la peau : en pénétrant dans les pores, elles gagnent le système circulatoire et agissent rapidement sur l'état général. Lors de la douche matinale, une huile essentielle fraîche et vivifiante comme le citron vous offrira un coup de fouet providentiel. Corps propre, idées claires et bonne humeur garantis !

Huiles tonifiantes

- Les agrumes (citron, orange, bergamote...) sont des stimulants matinaux d'autant plus appréciables qu'ils nettoient parfaitement la peau.
- La sauge sclarée (à éviter pendant la grossesse) favorise la créativité.
- La coriandre apporte l'inspiration.
- Le gingembre développe la lucidité.
- Le pin facilite la concentration.
- L'arbre à thé purifie et revitalise.

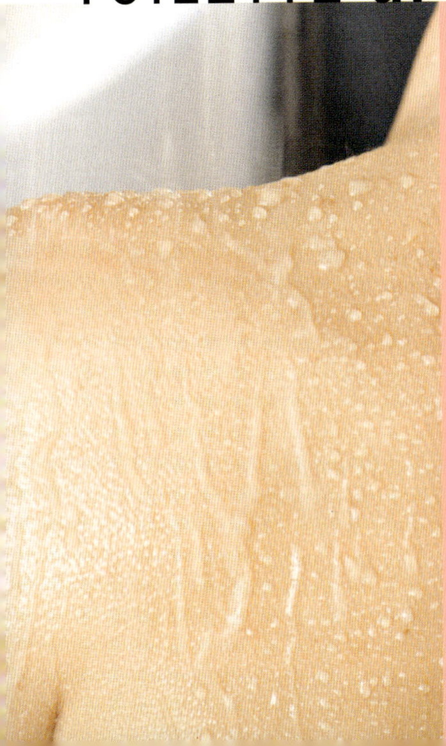

TOILETTE aromatique

CRÉER SON GEL DOUCHE PARFUMÉ

1. Dans un flacon de 20 à 25 cl de gel douche sans parfum, versez 30 à 50 gouttes d'huile essentielle ; secouez bien. Ou versez 10 gouttes d'huile dans 15 ml d'huile végétale inodore. Diluez dans une quantité d'eau égale, avant utilisation.

2. Faites couler l'eau chaude et entrez dans la douche. Appliquez le gel directement sur le corps ou versez-en un peu sur une éponge végétale.

3. Restez sous la douche pendant 5 à 10 minutes afin de profiter pleinement de ses bienfaits aromatiques.

Le pouvoir de la douche

Choisissez une huile essentielle dans la liste ci-dessus et faites de votre douche matinale un hymne à la vitalité !

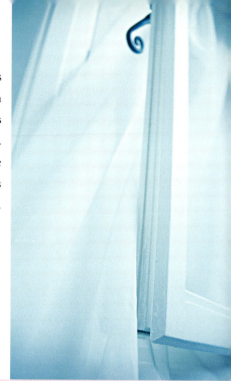

Ouvrir ses fenêtres dès le matin pour faire entrer l'air frais, voilà le plus simple des revitalisants ! Cela permet de régénérer l'atmosphère de la maison en la débarrassant des énergies négatives de la veille. L'air frais élimine les odeurs de cuisine, assèche la salle de bains et minimise les risques de moisissure. Si vous vivez dans une atmosphère viciée, votre état général et même votre aura (voir page 14) en seront affectés. Prenez l'habitude d'aérer les pièces tous les jours : ce geste purificateur vous prendra seulement quelques minutes.

PURIFIER l'atmosphère

Ionisez la maison

Investissez dans un ioniseur. Très utile dans les pièces comportant une télévision ou un ordinateur, cet appareil neutralise les particules polluantes chargées d'ions positifs en suspension dans l'air. Il crée ainsi un environnement salubre, riche en ions négatifs. L'ioniseur assure à l'air ambiant une qualité comparable à celle de l'air marin ou d'un environnement boisé.

DE L'AIR !

Laissez entrer l'air frais dans votre intérieur : en quelques minutes, vous transformerez une atmosphère confinée en ambiance vivifiante.

1. Votre maison a besoin de respirer. Chaque matin, pendant 10 minutes, faites un courant d'air en ouvrant deux fenêtres opposées.
2. Tenez-vous debout devant l'une d'elles et laissez l'air caresser votre peau. Respirez profondément : si vous n'êtes pas encore bien réveillé, cela vous aidera ! Concentrez-vous sur l'« esprit de l'air » ; remerciez-le d'entrer ainsi dans votre maison et de la purifier.

Ouvrir ses fenêtres pour faire entrer l'air frais,

voilà le plus simple des revitalisants.

L'exercice matinal de visualisation vise à s'affranchir des pensées négatives. Il renforce la confiance en soi et en ses capacités. Pour une bonne visualisation, détendez d'abord votre corps afin de ralentir le fonctionnement de votre organisme. Puis, concentrez-vous sur vos pensées, loin de toutes distractions extérieures. La technique de la visualisation sollicite l'hémisphère droit du cerveau, siège de l'intuition et de l'imagination : les images vous venant à l'esprit neutraliseront toute pensée destructrice produite par l'hémisphère gauche, centre rationnel ou de l'ego.

Astuce
Si l'exercice vous semble difficile, commencez par projeter mentalement le « film » de vos dernières vacances, en vous attardant sur les moments les plus agréables.

La visualisation neutralise les pensées négatives et renforce la confiance en soi.

VISUALISER sa journée

UN JOUR FASTE
En suivant cette méthode de visualisation, votre journée se déroulera comme vous l'espériez.

1. Asseyez-vous en tailleur sur un tapis. Respirez profondément avec le diaphragme, plusieurs fois. Puis détendez tous vos muscles, depuis le sommet du crâne jusqu'aux orteils.

2. Une fois le corps relâché, visualisez une journée idéale. Si vous n'y parvenez pas tout de suite, restez concentré : des images positives ne tarderont pas à surgir.

3. Si vous devez présenter un travail, projetez-vous en pensée en train de soutenir votre exposé et de répondre aux questions d'une voix posée. Vos collègues vous écoutent attentivement. Vous vous sentez en position de force. Pour finir, les éloges pleuvent ! Si vous êtes soucieux de réussir la fête d'anniversaire de votre bambin, imaginez-vous en pleine action, organisant joyeusement le goûter, animant les jeux et y prenant plaisir.

4. Restez sur ces images pendant environ 10 minutes, puis ouvrez lentement les yeux. Vous êtes désormais prêt pour une journée réussie.

Le pouvoir curatif des plantes n'est plus à démontrer. Les herbes apportent des vitamines, des sels minéraux et des acides aminés. Elles jouent un rôle non négligeable dans la guérison de certaines maladies (voir pages 32-33). Certaines sont douées de propriétés calmantes et sédatives, idéales après une journée harassante. D'autres, véritables coups de fouet détoxifiants, sont souveraines pour se mettre en selle dès le matin. Une tisane se prépare en un tour de main. Alors, pourquoi priver son corps d'un tel trésor de bienfaits ?

Tisanes toniques

La sauge et le romarin sont d'excellents remontants. Dans une théière, jetez 3 cuillères à café d'herbes fraîches ou 1 cuillère à café d'herbes séchées, et versez 40 cl d'eau bouillante. Laissez infuser 10 minutes, filtrez et servez avec un peu de miel si nécessaire.

INFUSION pleine forme

INFUSION AU GINGEMBRE ET AU CITRON

Une tasse de cette boisson stimulante conjugue les vertus du gingembre et du citron. Le premier, épicé et réconfortant, assure une bonne circulation sanguine, renforce l'appareil respiratoire et facilite la digestion. Le second, antioxydant et protecteur, apporte de la vitamine C et améliore les défenses de l'organisme.

Ingrédients

- 2 cuillères à café de gingembre râpé, frais ou séché
- 40 cl d'eau bouillante
- 2 à 3 cuillères à café de jus de citron
- 1 à 2 cuillères à café de miel (facultatif)

PRÉPARATION

1 Placez le gingembre dans une théière en porcelaine ou en verre, puis versez l'eau bouillante. L'utilisation d'un récipient en métal nuirait à la saveur des herbes.

2 Laissez infuser 10 minutes. Filtrez au moment de servir. Ajoutez le jus de citron et, éventuellement, le miel.

UNE AFFIRMATION PAR JOUR

Formulez votre affirmation en fonction des enjeux de la journée à venir. Utilisez toujours le présent de l'indicatif. Commencez par l'écrire, puis énoncez-la à voix haute, de manière à lui donner toute sa force.

1. Préparez une phrase courte, plus facile à retenir. Asseyez-vous au calme ou faites une brève promenade matinale.

2. Pensez à votre affirmation. S'agissant d'un problème d'amour-propre, essayez quelque chose comme : « je m'aime comme je suis » ; pour une situation professionnelle : « je sais communiquer avec mes collègues » ; ou pour un conflit d'ordre privé : « je peux régler ce litige avec les voisins ». Répétez votre phrase 10 à 20 fois, afin de l'ancrer dans votre subconscient.

3. Dans le courant de la matinée, si des émotions négatives vous déstabilisent, répétez cet exercice.

En commençant la journée avec une affirmation positive, vous vous rechargez en énergies créatives. Vous souhaitez retrouver votre belle assurance, relever un défi professionnel ou régler une broutille avec votre conjoint ? Composez une affirmation avec des mots choisis et significatifs afin de refléter au mieux vos désirs. En répétant mentalement votre affirmation, votre subconscient finira par l'« imprimer », lui donnant ainsi une chance de se concrétiser.

Formulez votre affirmation en fonction des enjeux de la journée.

Le pouvoir de la POSITIVITÉ

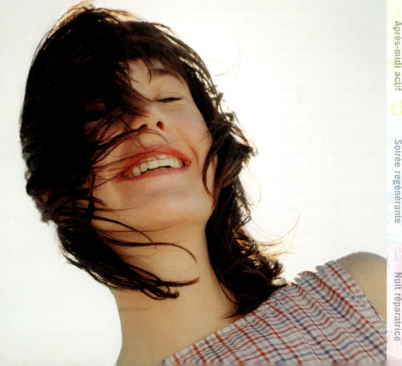

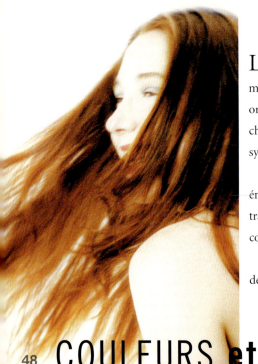

La couleur est captée non seulement par l'œil, mais aussi, dans une moindre mesure, par la peau et la respiration. Les huit couleurs du spectre – rouge, orange, jaune, vert, turquoise, indigo, violet et magenta – influencent les sept chakras (centres d'énergie) et, par voie de conséquence, les organes et le système endocrinien.

Un chakra, comme chaque partie du corps, émet sa propre vibration énergétique. Quand il y a dysfonctionnement, les vibrations s'affaiblissent. En traitant chaque matin une ou plusieurs zones corporelles avec la ou les couleurs correspondantes, vous parviendrez à un meilleur équilibre de vos chakras.

Aujourd'hui, la médecine occidentale s'intéresse sérieusement aux pouvoirs de la lumière et de la couleur dans le traitement de la dépression saisonnière.

COULEURS et énergies

Couleurs gourmandes

La couleur peut aussi se manger ! Par exemple, les aliments bleu indigo, comme les myrtilles ou les pruneaux, favorisent le sommeil et pallient le surmenage intellectuel. Les aliments jaunes, comme la banane, le pamplemousse ou le melon, stimulent le système digestif et atténuent les problèmes gastriques.

Absorber la couleur

La thérapie par la couleur (chromothérapie) a fait pour la première fois l'objet de recherches dans les années 1930. Le scientifique américain Dinshah P. Ghadiali découvre alors que les vibrations des couleurs perçues par le corps stimulent le fonctionnement des organes, des glandes et des émotions.

Le champ énergétique spirituel (l'aura), au même titre que le corps physique, participe au processus en recevant et en « sélectionnant » les couleurs. Ghadiali remarque ainsi que certaines couleurs favorisent la guérison d'organes malades. Le bleu turquoise, par exemple, est d'une aide précieuse dans les affections du larynx et des poumons. Il améliore le fonctionnement de la glande thyroïde. Par ailleurs, il libère l'expression individuelle.

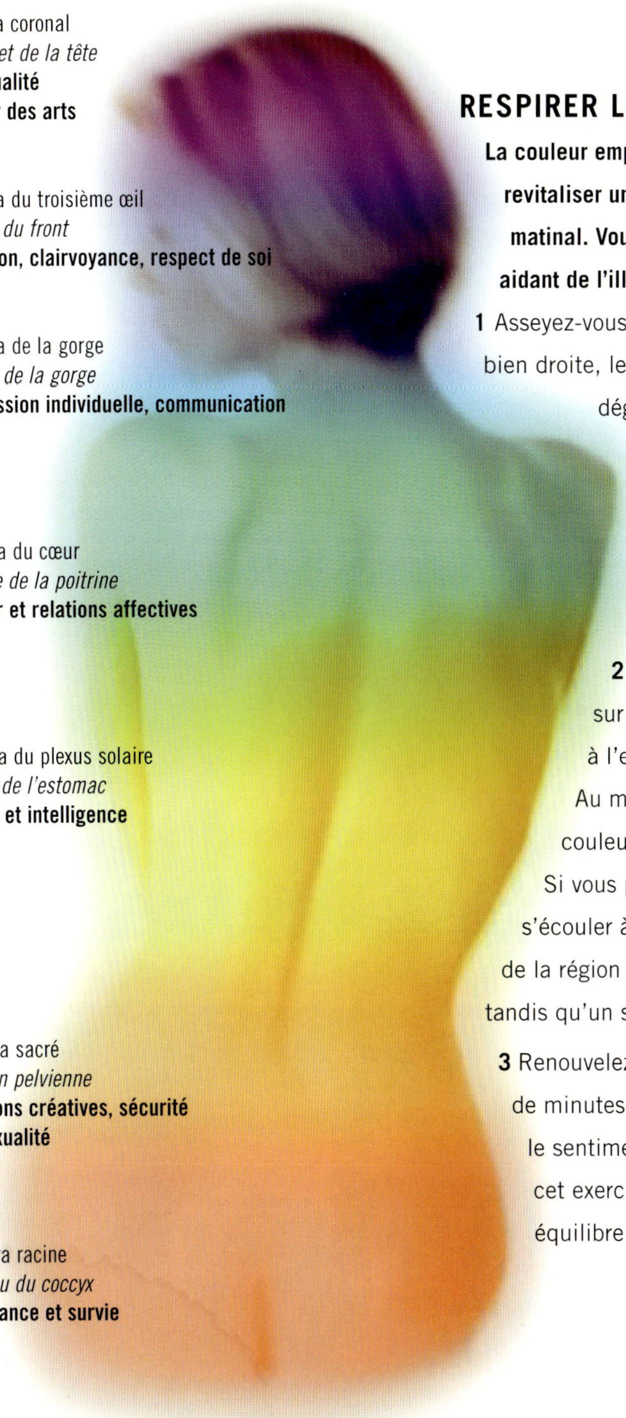

LA COULEUR ET LE CORPS

Chakra coronal
Sommet de la tête
Spiritualité
Amour des arts

Chakra du troisième œil
Milieu du front
Intuition, clairvoyance, respect de soi

Chakra de la gorge
Milieu de la gorge
Expression individuelle, communication

Chakra du cœur
Centre de la poitrine
Amour et relations affectives

Chakra du plexus solaire
Creux de l'estomac
Force et intelligence

Chakra sacré
Région pelvienne
Pulsions créatives, sécurité et sexualité

Chakra racine
Niveau du coccyx
Puissance et survie

RESPIRER LA COULEUR

La couleur emprunte aussi les voies respiratoires. Pour revitaliser un chakra défaillant, essayez cet exercice matinal. Vous choisirez la couleur requise en vous aidant de l'illustration ci-contre.

1 Asseyez-vous en tailleur sur un tapis, la colonne bien droite, les épaules relâchées, la poitrine dégagée. Respirez profondément 5 fois, en inspirant par le nez et en gonflant le ventre. Restez sur l'inspiration pendant 2 secondes, puis expirez lentement en comptant jusqu'à quatre.

2 Fermez les yeux et concentrez-vous sur la couleur choisie. Quand vous l'aurez à l'esprit, inspirez-la profondément. Au moment de l'expiration, imaginez la couleur « rechargeant » le chakra concerné. Si vous pensez à la couleur rouge, regardez-la s'écouler à l'intérieur du chakra racine, au niveau de la région périnéale. Le blocage disparaîtra, tandis qu'un surcroît d'énergie vous envahira.

3 Renouvelez l'exercice pendant une dizaine de minutes. Puis, reposez-vous et savourez le sentiment de bien-être retrouvé. Répétez cet exercice quotidiennement pour un parfait équilibre de vos chakras.

Fraîcheur du réveil

Matinée sans stress

Pause déjeuner vivifiante

Après-midi actif

Soirée regénérante

Nuit réparatrice

Cette merveilleuse discipline gestuelle trouve son origine en Inde. En sanskrit, « yoga » signifie « union du corps et de l'esprit ». Le hatha-yoga, l'une des formes les plus courantes, consiste en une série de postures – ou *asanas* – visant à purifier le corps et l'esprit. Selon l'enseignement traditionnel, toute fonction corporelle est régie par une énergie appelée *prana* (voir page 11), qui circule à travers les *nadis*. Pratiquer le hatha-yoga, c'est permettre au *prana* de s'écouler dans le corps de manière harmonieuse, de le nettoyer de ses toxines et d'accéder au bien-être.

Avant le petit déjeuner, pratiquez ces postures classiques pendant 5 à 10 minutes, pour optimiser les fonctions de l'organisme, tonifier les muscles, revitaliser le corps et discipliner l'esprit.

YOGA au saut du lit

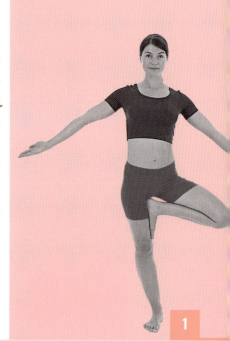

LE COBRA

Cette posture allongée tonifie le bas du dos et raffermit les fesses. Elle stimule les glandes thyroïde et surrénales.

1. Allongé sur un tapis, face contre sol, pieds joints, respirez régulièrement. Placez les mains à plat sous les épaules. Tendez les orteils et posez le menton sur le sol.

2. Inspirez et décollez le buste à la force des bras en regardant devant vous. Maintenez le bassin collé au sol. Respirez régulièrement et gardez la position pendant 10 secondes. En expirant, revenez en position initiale. Répétez le mouvement.

3. Reprenez la position de départ. Posez les mains perpendiculairement au corps, sous la poitrine, les coudes vers l'extérieur.

4. Inspirez et décollez le buste en poussant sur les bras. Regardez vers le haut, mais maintenez les épaules basses et le bassin au sol. Respirez régulièrement et gardez la position pendant 10 secondes. Expirez, puis redescendez lentement. Répétez 3 ou 4 fois.

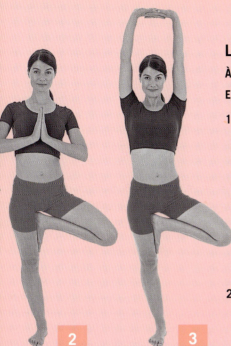

L'ARBRE

À pratiquer debout, cette posture développe l'équilibre et la concentration. Elle relie les facultés physiques à l'énergie mentale.

1. Debout, le dos droit, respirez lentement 10 fois avec le diaphragme. Prenez appui sur la jambe droite, puis ramenez la plante du pied gauche sur la face antérieure de la cuisse droite. Maintenez le bassin à l'horizontale.

2. Regardez droit devant en vous concentrant sur le mur face à vous. Si vous flageolez, recroquevillez les orteils du pied droit afin d'« agripper » le sol. Une fois stabilisé, joignez les mains et gardez la position.

3. Levez les bras au-dessus de la tête, doigts entrecroisés et paumes vers le haut. Restez ainsi 5 secondes. Puis faites glisser le pied gauche vers le sol et changez de jambe. Répétez 2 fois de chaque côté.

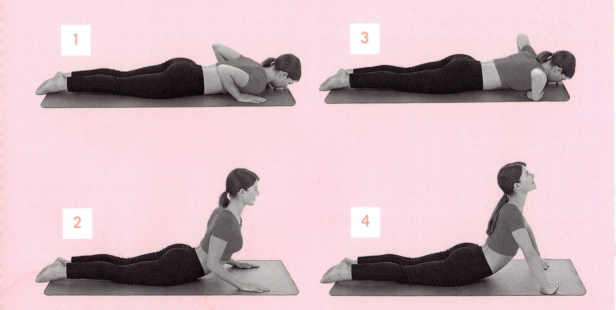

Cette technique méditative consiste à accroître l'acuité mentale en entonnant d'une voix monocorde des paroles en sanskrit (langue ancienne indo-européenne).

Chanter un mantra crée une vibration sonore particulière. En répétant inlassablement la phrase ou le mot choisi, il devient plus facile de s'isoler des parasitages extérieurs et d'accéder à sa propre sagesse intérieure. C'est aussi excellent pour le corps, dans la mesure où ce type d'exercice sollicite l'appareil respiratoire, améliore la circulation sanguine et favorise l'élimination des toxines.

Mantra MATINAL

UN MANTRA POUR POSITIVER

Faites du mantra un rituel matinal : vous serez surpris de ses effets positifs.

1. Asseyez-vous en position de méditation et détendez-vous (voir page 41). Déterminez vos objectifs du jour.

2. *Om mani padme hum* (hommage au joyau du lotus) est un mantra très populaire, souvent réduit au mot *Om*. Vous pourriez utiliser le simple mot « paix », mais il est préférable de chanter dans une autre langue, pour éviter les risques d'associations d'idées.

3. Fermez les yeux et commencez à chanter. Vous trouverez instinctivement votre rythme. Au bout de 5 à 10 minutes, ouvrez les yeux et revenez à vous. À présent, vous êtes prêt à affronter tous les obstacles.

Morceaux choisis

Choisissez un thème qui soit en accord avec votre sensibilité. En voici trois :

- *Om dum durgayei namaha* – Hommage à l'énergie féminine qui protège de la négativité.
- *Om gum ganapatayei namaha* – Hommage à celui qui écarte les obstacles.
- *Om namah shivaya* – Pas de traduction littérale. Signifie approximativement : hommage à celui que je suis capable de devenir.

Avec le mantra, il devient plus facile d'accéder à sa propre sagesse intérieure.

Chanter un mantra crée une vibration sonore particulière.

Dérivée de la médecine chinoise, l'acupressure se sert de la pression des doigts sur les points d'acupuncture pour relancer la circulation du *chi* à travers les 14 principaux méridiens. La stimulation de ces points dissipe les blocages et réveille un flux énergétique paresseux. La technique diffère de la réflexologie (voir pages 64-65), dont la pratique prend en compte non des méridiens, mais des « zones ». Plutôt rattachée au shiatsu, thérapie manuelle japonaise, l'acupressure est idéale pour se soigner soi-même. Si vous vous sentez « à plat » de bon matin, ce geste simple vous remettra d'aplomb.

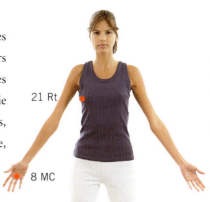

21 Rt

8 MC

Acupressure VIVIFIANTE

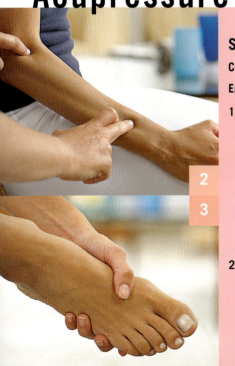

SÉANCE D'ACUPRESSURE MATINALE

Ces massages revigorants sollicitent des points spécifiques répertoriés. En les stimulant chaque matin, vous ferez le plein d'énergie.

1. Debout ou assis dans un fauteuil, commencez par masser en douceur, avec le pouce, le point 21 Rt (voir ci-dessus) pendant 2 minutes. Ce point se trouve sur le côté droit de la poitrine.

2. Ensuite, à l'aide du majeur, massez les points 5 TR (au-dessus du poignet) et 11 GI (creux du coude – voir aussi pages 12-13) pendant quelques minutes.

3. Pour achever de vous réveiller, frottez les paumes l'une contre l'autre afin d'activer 8 MC (voir ci-dessus). Puis massez brièvement 1 Rn (non représenté) sous la plante des pieds.

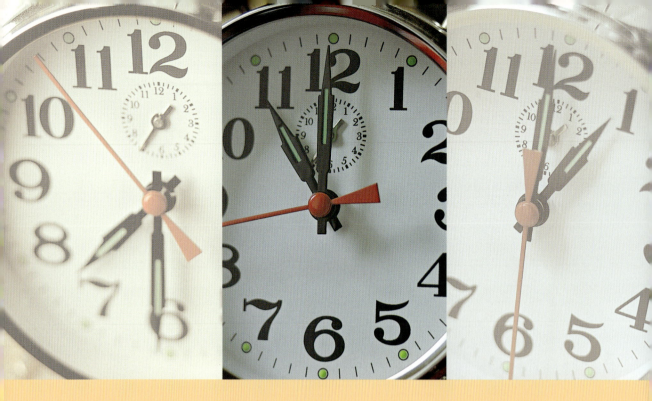

6 Matinée sans stress

En consacrant un peu de temps à l'optimisation de votre capital énergétique, vous aurez abattu des montagnes d'ici l'heure du déjeuner !

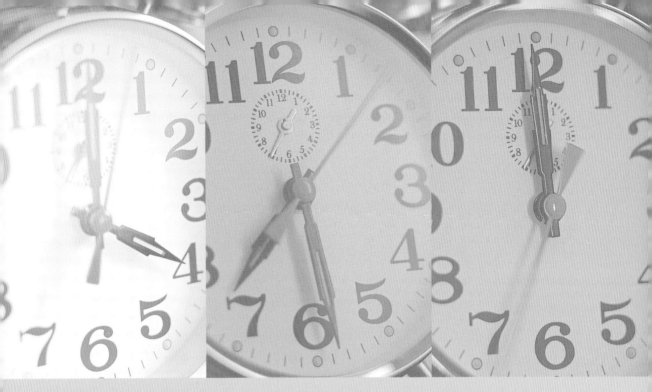

La matinée voit pointer son cortège de satisfactions, récompense de toutes les tâches d'ores et déjà accomplies. Hélas, elle apporte aussi son lot de découragements devant l'ampleur de tout ce qu'il reste à faire ! Peut-être accuserez-vous alors une petite baisse de tonus…

Ce moment de la journée est crucial : il faut enchaîner une besogne après l'autre sans perdre de temps. Inévitablement, le stress s'en mêle ; il vous appartient de le minimiser. Les revitalisants présentés dans ce chapitre vous donneront un coup de pouce bienvenu. Vous stimulerez vos sens avec des huiles essentielles fantastiques, vous siroterez une infusion lénifiante pour calmer vos nerfs, vous masserez vos tempes et votre nuque pour chasser la tension… Et pourquoi ne pas lever les blocages énergétiques avec une visualisation ?

Plus simplement, il suffit parfois d'observer une courte pause entre vos différentes activités. En consacrant un peu de temps à l'optimisation de votre capital énergétique, vous aurez abattu des montagnes d'ici l'heure du déjeuner !

La journée est à peine commencée et vous êtes déjà sous pression. À l'évidence, un remontant rapide s'impose. Au lieu de vous diriger vers la machine à café, essayez plutôt l'aromathérapie. Les huiles essentielles (voir pages 30-31) agissent *via* l'odorat et les voies respiratoires, d'où leur effet instantané sur l'humeur. Gardez toujours des huiles énergisantes à portée de main : ces anti-stress « minute » aiguisent l'activité cérébrale ; ils redonnent le tonus et l'enthousiasme nécessaires pour tenir toute la matinée.

Au lieu de vous diriger vers la machine à café, essayez plutôt l'aromathérapie.

Conseil
Si vous aimez vivre dans les fragrances des huiles essentielles, offrez-vous ou faites-vous offrir un diffuseur électrique.

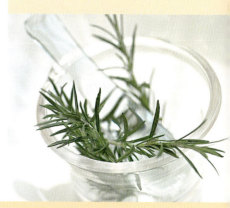

Stimuler LES SENS

COUP DE FOUET AROMATIQUE
Choisissez dans la liste ci-dessous la senteur qui parlera le mieux à vos sens.

Huiles vivifiantes
Piquantes, les huiles d'agrumes, comme le citron, l'orange et la bergamote, rafraîchissent et clarifient l'esprit.
- Le romarin revitalise et équilibre l'humeur.
- La citronnelle est un tonique rafraîchissant.
- L'huile d'encens apaise le système nerveux et élève l'esprit.
- Le bois de santal réduit le stress.

1. Versez 4 à 5 gouttes d'huile sur un mouchoir en papier. Portez-le à votre nez et respirez son parfum pendant quelques minutes ; l'effet est instantané.

2. Posez le mouchoir sur votre bureau ou sur une table, de façon à laisser le parfum se diffuser dans la pièce. Réimbibez le mouchoir de temps à autre.

3. Vous pouvez aussi verser l'huile dans un bol d'eau chaude et pratiquer des inhalations.

L'huile essentielle de lavande vous apportera un rapide soulagement en application locale.

Astuce

Mélangez 2 gouttes d'huile de menthe poivrée et 2 cuillères à café d'huile d'amande douce : l'huile de massage obtenue sera aussi efficace que celle à base de lavande.

Quand vous êtes sous pression et que votre attention est mobilisée au maximum, il arrive que les vaisseaux sanguins du cerveau se dilatent et déclenchent une migraine au niveau des tempes. Cela peut se produire, par exemple, au milieu d'enfants turbulents, dans un environnement mal éclairé ou après plusieurs heures passées devant un écran d'ordinateur. L'huile de lavande, remède polyvalent, vous apportera un rapide soulagement en application locale. Véritable invitation au calme, cette huile essentielle renforce le psychisme en favorisant la circulation du *chi* dans le chakra coronal, centre de l'énergie spirituelle (voir page 15).

Désamorcer LA TENSION

CONTRE LA MIGRAINE

Pendant quelques minutes, prenez vos distances avec l'agitation du quotidien. L'huile de lavande est votre meilleure alliée contre les douleurs et les blocages d'énergie au niveau des tempes.

1 Asseyez-vous confortablement. Appliquez sur le bout des doigts quelques gouttes d'huile de lavande ; c'est l'une des rares huiles à utiliser pure sur la peau.

2 Massez les tempes et le front en mouvements circulaires pendant quelques minutes, jusqu'à ce que vous sentiez une amélioration.

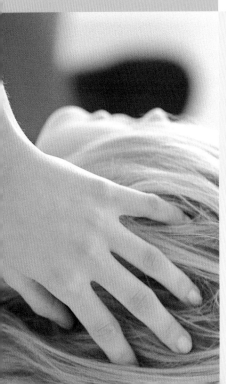

Pour calmer vos nerfs en restant dynamique, changez vos habitudes et faites une pause « tisane » en milieu de matinée. Les tisanes ne contiennent ni tanin, ni caféine. Certaines herbes (voir pages 32-33 et 46) possèdent des vertus tonifiantes : elles tempèrent l'irritabilité, les crampes d'estomac et l'anxiété. Pour une efficacité maximale, utilisez de préférence des herbes fraîches ; si vous n'en trouvez pas, il faudra vous rabattre sur les herbes séchées ou les infusettes, qui sont tout à fait acceptables.

Suggestions calmantes

- La mélisse calme le système nerveux. Ses propriétés antispasmodiques font merveille en cas d'irritabilité et d'impatience.
- Le ginkgo biloba stimule et tonifie. Il soulage les céphalées, améliore la circulation veineuse et cérébrale, et développe la mémoire à court terme. À utiliser en infusettes.

Tisane COUP DE FOUET

TISANE À LA MENTHE POIVRÉE

Elle renforce les capacités cérébrales, soulage les céphalées et éclaircit l'esprit. Le menthol agit favorablement sur la tension musculaire et les crampes d'estomac causées par le stress. C'est une boisson idéale en milieu de matinée pour reprendre des forces.

Ingrédients

- Menthe poivrée fraîche : 3 cuillères à café ; ou séchée : 1 cuillère à café
- 40 cl d'eau bouillante

Préparation

1. Placez les herbes dans une théière non métallique ; versez l'eau bouillante.
2. Laissez infuser 10 minutes. Filtrez et servez.

La tisane à la menthe poivrée renforce les capacités cérébrales, soulage les céphalées et éclaircit l'esprit.

Sur le plan énergétique, les miroirs sont doués de pouvoirs étonnants. En des temps reculés, seuls les pharaons et les rois s'arrogeaient le droit d'y contempler leur image. En termes de feng shui, un miroir multiplie par deux l'énergie positive d'une pièce. Si les vibrations positives vous font défaut, si vous désirez augmenter vos chances de réussite professionnelle ou éviter une querelle avec votre conjoint, parlez à votre miroir ! L'image renvoyée est en fait celle de votre « moi » spirituel : en vous adressant à votre subconscient en termes choisis, votre rayonnement personnel n'en sera que plus grand.

Mon beau MIROIR

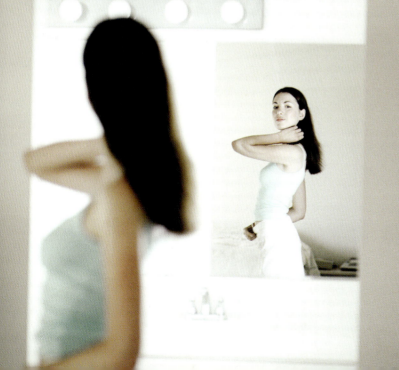

TRAVAIL DE RÉFLEXION

Choisissez une formule, que vous répéterez plusieurs fois en vous regardant dans un miroir. Si vous êtes au bureau, isolez-vous dans les toilettes…

1 Commencez par vous calmer en respirant à fond. Fixez votre reflet dans la glace et concentrez-vous en prononçant la phrase choisie à voix haute. Voici quelques suggestions : « ma journée se déroule pour le mieux, tout me réussit », « ce matin, je trouve une solution à tout » ou « je suis remarquable, rien ne me résiste ».

2 Répétez la phrase choisie 10 à 20 fois. Vous sentez alors déferler en vous une vague de vitalité.

Astuce énergie

Pour optimiser les effets de l'exercice, prenez 4 gouttes d'orme (voir fleurs de Bach, page 28) directement sur la langue ou dans un peu d'eau.

Sous l'effet du stress, le corps subit une réaction en chaîne. L'hypothalamus, sorte d'axe du stress, ouvre les festivités en libérant de l'adrénaline et de la noradrénaline, bientôt suivies par la cortisone. Aucun organe n'est épargné. La respiration s'accélère, le cœur s'emballe et la pression artérielle augmente, activant de ce fait la circulation sanguine vers le cerveau. Vous êtes alors prêt à agir, que ce soit pour faire face ou, au contraire, pour prendre la fuite. Si cette réponse est suivie d'une activité physique, la lame de fond énergétique sera en quelque sorte balayée, au bénéfice de votre équilibre. Si vous ne pouvez pas vous « défouler », l'excès hormonal vous maintiendra sous pression. En régulant votre respiration, vous parviendrez à libérer cette tension contenue et à retrouver la paix intérieure.

Trucs anti-stress
- Respirez à fond pendant quelques minutes pour vous calmer.
- Si vous êtes au bord de la crise de nerfs, versez sur la langue 4 gouttes du remède d'urgence « Rescue » (fleurs de Bach).
- Vaporisez le spray « Emergency » (fleurs du bush) dans la pièce, afin de neutraliser le sentiment de panique.

ÉVACUER le stress

RESPIRER POUR DÉCOMPRESSER

Quand le stress vous gagne, quelques minutes suffisent pour évacuer la pression et détendre l'organisme.

1. Asseyez-vous en tailleur, dos droit et pieds en contact avec le sol. Gardez la nuque dans le prolongement de la colonne vertébrale. Concentrez-vous sur votre abdomen et inspirez en ouvrant largement vos bras.

2. Tout en continuant de gonfler vos poumons, levez les bras au-dessus de la tête et regardez vers le haut.

3. Entrecroisez les doigts, paumes vers le haut, et étirez les bras. Expirez à fond et expulsez le stress, en inclinant la tête en arrière. Laissez les bras retomber de chaque côté du corps. Répétez 5 à 10 fois, en remplissant vos poumons toujours davantage pour balayer toute tension et refaire le plein d'énergie.

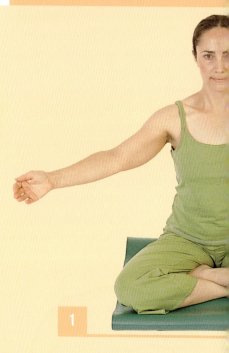

1

- Tenez une aventurine dans la main pendant une dizaine de minutes, afin de faire baisser la pression artérielle. Pour éliminer l'énergie négative et tonifier le système nerveux, la tourmaline est aussi très efficace.

Court-circuitez le stress dès le matin grâce à cet exercice.

En régulant votre respiration, vous parviendrez à libérer la tension contenue et à retrouver la paix intérieure.

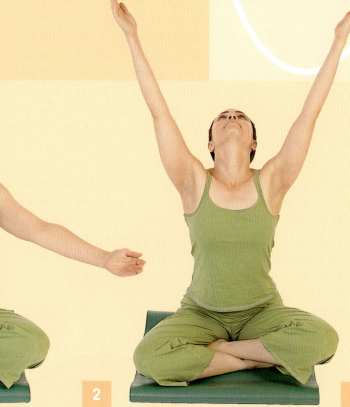

2   3

Ce matin, rien ne va comme vous le souhaitez. Au bureau, vous avez eu une prise de bec avec un collègue. À la maison, vos enfants n'en font qu'à leur tête. Il est temps de prendre un peu de recul. La colère est une chose normale : c'est un instrument puissant d'affirmation de soi et de respect de soi. Mais attention : elle peut être destructrice, surtout quand elle s'exprime aux dépens des autres. En projetant votre colère sur un tiers, vous trahissez votre impuissance à gérer un stress.

Une colère refoulée se manifeste par un blocage d'énergie dans le chakra du plexus solaire (voir page 15). Le sentiment de culpabilité et la frustration sont à l'origine de la fameuse sensation de nœud dans l'estomac.

En libérant systématiquement vos colères rentrées, vous serez plus à même de contrôler les situations difficiles.

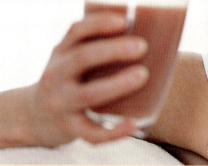

En libérant systématiquement les colères rentrées, vous serez plus à même de contrôler les situations difficiles.

Gérer LA COLÈRE

UN EXERCICE EN FORME D'EXUTOIRE

Faites une courte pause au bureau. Si vous êtes chez vous, asseyez-vous dans un fauteuil. L'exercice consiste à travailler 5 à 10 minutes sur le chakra du plexus solaire, pour soulager la sensation de nœud à l'estomac.

1 Asseyez-vous confortablement, le dos bien droit. Si vous le pouvez, fermez les yeux. Respirez profondément avec le diaphragme.

2 Fixez mentalement le chakra du plexus solaire, qui se situe juste sous le sternum. Visualisez votre colère : elle a la forme d'une grosse boule dure. Ressentez cette colère et la souffrance qu'elle vous impose ; ne résistez pas à vos sentiments, laissez-les vous submerger.

3 Concentrez-vous sur la boule. Elle devient de plus en plus petite. Votre colère diminue et votre ventre se relâche. Votre chakra s'illumine d'une lumière nouvelle, tandis que vous revenez lentement à la réalité.

Faites cet exercice dès que vous perdez le contrôle de vos émotions. Dans le cas d'une colère ancienne, répétez plusieurs fois l'exercice jusqu'à la disparition totale de la boule.

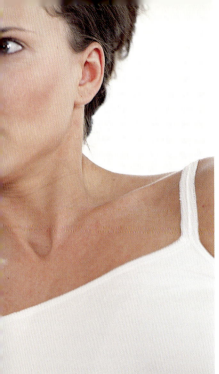

REMÈDES DU STRESS ET DE LA COLÈRE

Pour mieux maîtriser ses réactions sous l'emprise du stress et pallier les baisses de tonus, usez et abusez de ces revitalisants.

Remèdes	Émotions	Mode d'emploi
Fleurs de Bach		
Charme	Fatigue intellectuelle.	*Voir page 29*
Olivier	Épuisement, faiblesse, anémie.	*Voir page 29*
Saule	Irritabilité et apitoiement sur soi.	*Voir page 29*
Fleurs du bush		
« Alpine mint bush »	Épuisement intellectuel et émotionnel.	*Voir page 29*
« Crowea »	Déséquilibre émotionnel.	*Voir page 29*
Huiles essentielles		
Bergamote	État de stress.	Quelques gouttes dans un diffuseur ou sur un mouchoir.
Bois de santal	Irascibilité.	Idem
Néroli	Stress et anxiété.	Idem
Pierres ou cristaux		
Agate	Amertume et colère rentrée.	Tenir la pierre dans la main pendant 5 minutes, en exprimant son désir de purification.
Béryl	Stress et pusillanimité.	Poser la pierre sur le chakra du plexus solaire, pour absorber son énergie curative.
Héliotrope	Organisme intoxiqué, manque d'énergie.	*Voir agate*
Œil-de-chat	Pessimisme et manque d'assurance.	*Voir béryl*

Astuce énergie

Dans un petit atomiseur, versez quelques gouttes du remède « Rescue » du docteur Bach. Après un épisode conflictuel, utilisez ce spray pour assainir l'atmosphère.

Projeter sa colère sur les autres trahit son impuissance à gérer un stress.

Contre le « coup de pompe » de milieu de matinée, une petite séance de réflexologie est capable de faire des merveilles, sans compter son action bienfaisante sur la tension musculaire au niveau des épaules et du dos.

La réflexologie est apparue pour la première fois en Grande-Bretagne, à la fin des années 1960, sous le nom de « thérapie de zone ». Elle consiste à faire pression sur des points regroupés en dix zones réflexes au niveau des mains et des pieds. Son objectif est double : favoriser la guérison et réguler la circulation des énergies. Le massage de ces différents points lève les blocages et améliore l'état général. Accordez-vous une courte pause pour faire ces exercices. Si les circonstances ne le permettent pas, vous pourrez toujours masser un pied d'une main, tout en continuant à travailler.

RÉFLEXOLOGIE
dynamisante

MASSAGES « SPÉCIAL FORME »
Consacrez quelques minutes à vos pieds et à vos mains : ces massages améliorent la circulation des énergies et dissipent la tension musculaire des épaules et du dos.

Une séance de réflexologie fait des merveilles en cas de « coup de pompe ».

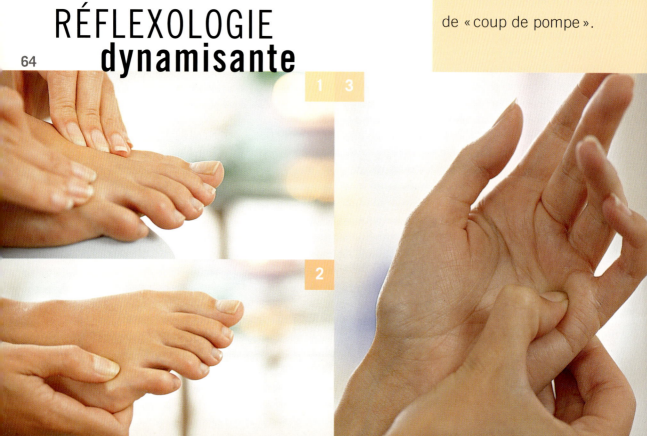

1 Pour détendre des épaules contractées, pressez les doigts des deux mains sur le dessus de chaque pied, à environ 25 mm des orteils. Massez la même zone sous la plante du pied.

2 Avec le pouce, pincez et massez doucement pendant 5 secondes le point de l'épaule, situé entre la base du quatrième et du cinquième orteils.

3 À défaut, massez le point situé entre la base de l'annulaire et de l'auriculaire.

4 Pour faire circuler l'énergie, promenez le pouce dans un mouvement de reptation (voir ci-dessous à gauche) sur le côté de la main, le long du pouce jusqu'au poignet.

5 Pour détendre les muscles du dos, repliez quatre doigts et massez la crête saillante de la paume, en insistant un peu sur les zones douloureuses. Terminez en tapotant doucement le côté de la main, au-dessous du pouce.

Les gestes en réflexologie

La plupart des points sont stimulés avec le bout des doigts et la pulpe du pouce.

- **La reptation** – Pliez et dépliez la première phalange du pouce ou du doigt, en vous déplaçant à la manière d'une chenille.
- **La pression circulaire** – Gardez le pouce ou le doigt appuyé sur un point précis, en imprimant un mouvement rotatoire.

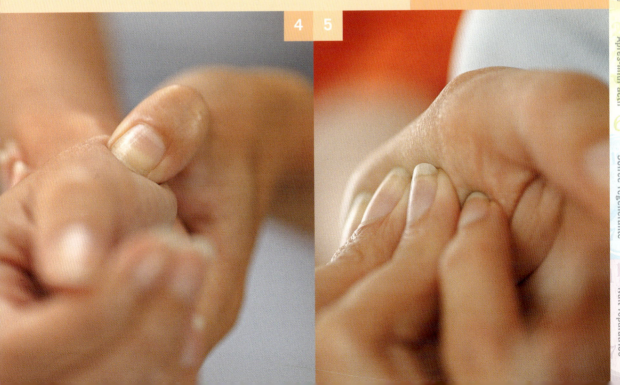

Si vous avez commencé votre journée très tôt ce matin avec un petit déjeuner d'affaires ou une ribambelle d'enfants à garder, il n'est guère étonnant que vous accusiez une baisse de tonus en milieu de matinée. Votre stock d'énergie est à plat, vous avez mal partout et vous éprouvez même des vertiges. Ces sensations témoignent le plus souvent d'un déséquilibre émotionnel consécutif à un blocage d'énergie (voir « Les chakras », page 15).

L'exercice suivant vous permettra de localiser ce blocage, afin de pouvoir le traiter et repartir du bon pied.

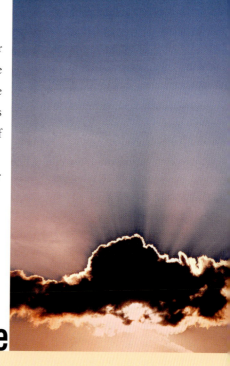

CIRCULATION de l'énergie

DISSIPER LES BLOCAGES

Après vérification de votre champ énergétique (voir page ci-contre), effectuez cette visualisation pendant 5 minutes, dès qu'un moment de tranquillité se présente.

1 Asseyez-vous confortablement, le dos droit. Fermez les yeux et respirez à fond avec le diaphragme.

2 Lorsque votre respiration ralentit, imaginez-vous assis dans un champ en plein été ; le ciel est bleu, mais un gros nuage noir cache le soleil. Projetez cette image dans votre corps : le nuage noir représente le blocage siégeant, par exemple, dans la gorge ou l'estomac.

3 Le nuage noir diminue lentement, laissant peu à peu la place au soleil. Vous sentez la chaleur vous envahir, tandis que les derniers résidus nuageux s'évanouissent, et avec eux, le blocage. Votre corps tout entier irradie à présent de lumière solaire. Vous vous détendez et l'énergie s'écoule à nouveau sans entrave. Vous revenez à vous, revitalisé et prêt à prendre une nouvelle fois le taureau par les cornes.

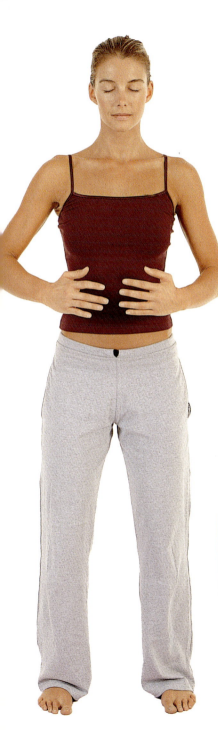

« SCANNEZ » VOTRE CHAMP ÉNERGÉTIQUE

Cet exercice demande un peu de pratique, mais il n'aura bientôt plus de secret pour vous. Avant de vous livrer à la visualisation de la page précédente, procédez à cet examen afin de localiser vos blocages.

1. Retirez votre montre et vos bijoux. Frottez-vous les mains, puis tournez les paumes vers le haut. Les picotements ressentis sont une manifestation de votre champ énergétique.

2. Placez les paumes l'une en face de l'autre. Arrondissez-les comme si vous teniez une sphère de la taille d'un ballon de football. Faites tourner mentalement ce ballon imaginaire d'avant en arrière. Ressentez le flux d'énergie entre vos mains.

3. Les mains sont désormais prêtes à « scanner » votre corps. Tenez les paumes ouvertes devant vous à environ 25 cm. Déplacez-les lentement de la tête jusqu'aux pieds. Les zones équilibrées sont généralement tièdes. Une zone chaude et « piquante » indique une douleur ou une lésion ; une zone froide révèle un blocage. Localisez ce blocage afin d'être en mesure de le traiter (voir page précédente).

Astuce énergie

Dans un petit atomiseur, versez quelques gouttes de « Dog rose of the wild forces » (fleurs du bush australien – voir page 63). Vous utiliserez ce spray pour rééquilibrer votre champ émotionnel.

Ces manipulations vous aideront à dissiper les angoisses refoulées, à soulager les douleurs musculaires et à réduire votre stress. Si vous êtes légèrement dépressif, elles sauront vous rasséréner.

Comme indiqué plus haut (voir page 53), le principe de l'acupressure consiste à équilibrer le flux des énergies par la pression des doigts sur des points spécifiques. Il est important de n'activer qu'un petit nombre de points à la fois si l'on souhaite obtenir un réel soulagement en termes de stress.

L'acupressure permet de dissiper les angoisses refoulées et de réduire le stress.

Acupressure APAISANTE

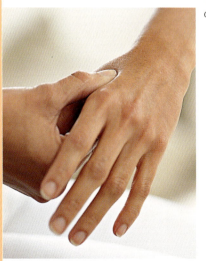

7 P
7 C
10 P
méridien de la rate
méridien du foie
méridien de l'estomac

L'art et la manière
Utilisez l'index ou, pour une pression plus forte, le pouce. N'appuyez pas au point d'avoir mal ! Massez ou tapotez simplement la région concernée. Sur une zone sensible, massez en rond avec un doigt, au-dessus, puis au-dessous, avant de presser en douceur le point concerné.

SÉANCE D'ACUPRESSURE ANTI-STRESS

Profitez de quelques minutes de calme pour masser les points indiqués ci-dessous.

1. Asseyez-vous et posez le pied gauche sur un tabouret. Massez les côtés de la jambe de haut en bas pour stimuler le méridien de la rate, ainsi que le point 40 E du méridien de l'estomac (voir page ci-contre). Répétez avec l'autre jambe. Puis, appuyez avec le pouce sur 7 P, à l'intérieur du poignet, et sur 10 P, à la base du pouce (voir page ci-contre), afin de débloquer l'énergie stagnante, responsable de la fatigue, et de libérer les émotions contenues.

2. Pour dissiper la tension et les signes d'anxiété, appuyez avec le pouce sur 3 F, à la base du gros orteil, côté intérieur. Entre le pouce et l'index, massez 4 GI – le « grand éliminateur » – sur la partie charnue de la base du pouce (voir page 13) ; et enfin 7 C, sous l'os du poignet, du côté de l'auriculaire (voir page ci-contre).

3. Étirez le dos et respirez à fond avec le diaphragme lorsque vous toucherez 6 VC – l'« océan d'énergie » – deux doigts au-dessous du nombril, pour faire descendre l'énergie et soulager la tension musculaire, ou lorsque vous masserez en douceur 17 VC, le point du cœur. Si vous êtes angoissé, massez votre ventre en mouvements circulaires avec la base de la paume, d'abord dans un sens, puis dans l'autre.

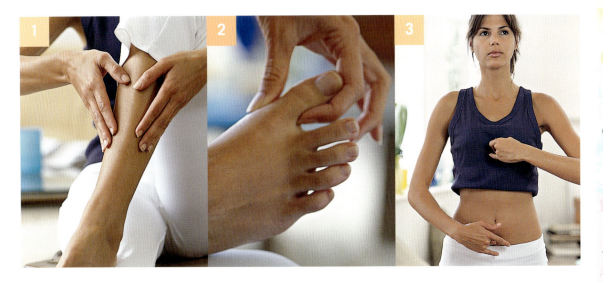

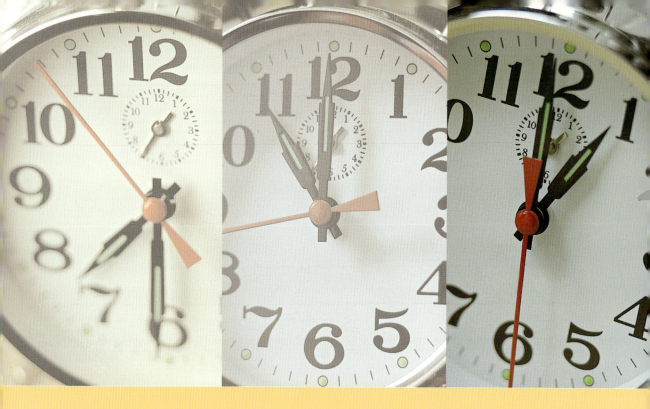

7 Pause déjeuner vivifiante

Une promenade en plein air aide à faire le bilan de la matinée.

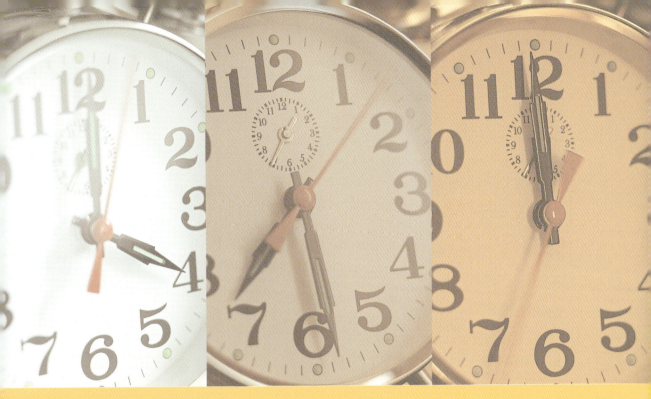

L'heure du déjeuner offre une bonne occasion de se « nettoyer » la tête et d'oublier les soucis de la matinée. Lâchez votre clavier d'ordinateur, faites une pause dans vos rendez-vous, coupez votre téléphone portable et allez prendre l'air ! Le corps et l'esprit ont besoin de renouer un instant avec la nature.

Certains gestes simples vous permettront d'aborder l'après-midi avec enthousiasme. Étreignez un arbre : il vous nourrira de sa force tranquille et vous rééquilibrera. Marchez pieds nus pour absorber l'énergie de la terre nourricière. Mais surtout, ne désespérez pas s'il vous est impossible de sortir ; vous pourrez tout de même évacuer le stress et les tensions avec un massage de la tête ou un exercice de visualisation.

Sélectionnez un ou deux revitalisants lors de votre pause déjeuner. Au moment de reprendre vos activités de l'après-midi, vous vous sentirez pousser des ailes !

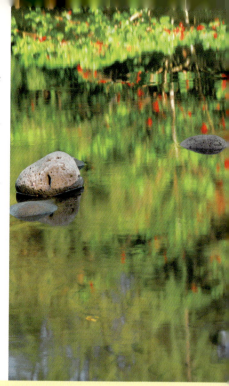

EAU **purificatrice**

Laissez derrière vous les tracasseries de la matinée pour vous adonner à une méditation « aquatique », véritable toilette de l'esprit.

L'eau est symboliquement chargée de pouvoirs sacrés et purificateurs. Au cours des rituels de guérison, on l'utilisait pour apaiser l'esprit des blessés. Aujourd'hui encore, l'eau demeure synonyme d'énergie substantielle et curative. Le regard fouille instinctivement les profondeurs de l'eau pour y chercher la sagesse. Personne ne le niera : le simple fait de s'asseoir au bord d'un étang, d'un lac ou d'une rivière favorise la méditation et l'introspection.

À l'heure du déjeuner, chassez le stress le temps d'une rêverie au bord de l'eau. S'il n'y a pas d'eau à proximité, asseyez-vous dans un espace vert et visualisez mentalement une vaste étendue d'eau.

MÉDITATION AU BORD DE L'EAU

Faites cet exercice pendant 10 minutes et abandonnez-vous à l'influence protectrice de l'eau.

1. Asseyez-vous sur un banc au bord d'une étendue d'eau. Fixez la surface. Respirez profondément et de plus en plus lentement avec le diaphragme.

2. Appréciez le calme et la sérénité de l'eau ; sentez ses vertus vous envelopper. Abandonnez-vous mentalement à ses profondeurs, laissez-la purifier votre esprit, évacuer la colère et les sentiments négatifs qui vous ont traversé l'esprit ce matin.

3. Regardez vos soucis et vos frustrations s'éloigner en flottant à la surface de l'eau. Laissez pénétrer des pensées positives, puis considérez en détail et avec calme les épreuves de l'après-midi. Revenez lentement à vous : votre capital énergétique est rechargé pour les heures à venir.

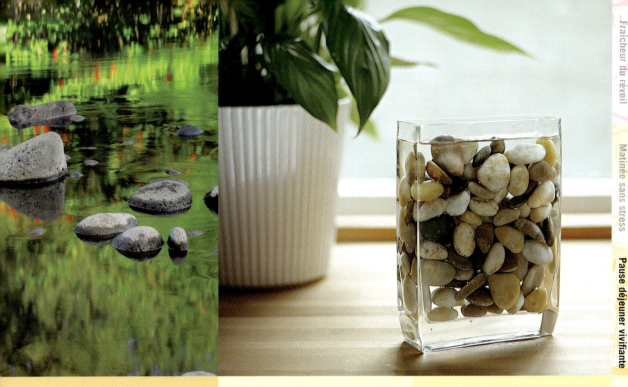

Astuce énergie

L'eau stimule la circulation du *chi*. En plaçant une fontaine d'intérieur à l'angle sud-est (angle de la richesse pour le feng shui) de votre bureau ou de votre salon, vous augmenterez vos chances de réussite.

L'eau chez soi

Vous vous sentez frustré de ne pas pouvoir sortir ? Achetez une petite fontaine d'intérieur à poser sur une table, au bureau ou à la maison. Choisissez de préférence un modèle où l'eau ruisselle sur des galets. Vous pouvez aussi disposer quelques cailloux ronds au fond d'un vase carré rempli d'eau. La simple vue d'une eau calme ou ruisselante encourage la méditation.

L'eau est symboliquement chargée de pouvoirs sacrés et purificateurs.

Le milieu de la journée est le moment idéal de prendre un bon bol d'air. Si vous voulez en profiter pour vous rapprocher de la nature et ressourcer votre esprit, faites quelques pas pieds nus !

En Occident, l'individu passe l'essentiel de son temps à l'intérieur d'espaces chauffés et artificiellement éclairés, au point d'en perdre la notion des saisons et des énergies naturelles de la planète. Or, le corps humain sait parfaitement reconnaître les forces et les champs magnétiques émanant de la terre. Et le fait de porter des chaussures le prive de cette formidable source d'énergie.

Profitez des mois d'été pour marcher pieds nus le plus souvent possible. À la maison, oubliez vos pantoufles et « branchez-vous » à la terre.

Astuce énergie

Profitez de l'énergie terrestre en posant un galet lisse sur votre bureau ou un rebord de fenêtre. Le mieux est d'aller le ramasser dans un endroit qui vous inspire, près d'une rivière ou en bord de mer : vous jouirez ainsi de ses vibrations positives.

LE LIEN avec la terre

PIEDS NUS DANS LE PARC

Pour vous ressourcer en milieu de journée, promenez-vous pieds nus pendant une dizaine de minutes sur la pelouse d'un parc ou dans votre jardin.

1 Retirez vos chaussures, ainsi que vos collants ou vos chaussettes. Debout sur le gazon, restez immobile un instant. Respirez à fond l'air frais et recroquevillez vos orteils plusieurs fois, de manière à sentir la texture et la fraîcheur de l'herbe.

2 Arpentez ensuite la pelouse, en savourant chaque pas. Laissez la douce odeur de l'herbe vous chatouiller les narines et emplir vos poumons. Vos soucis s'envolent, votre fatigue s'évanouit : vous ne faites plus qu'un avec la nature, source de vie.

3 Promenez-vous entre 5 et 15 minutes, en appréciant cette profonde intimité avec la Terre-mère. Rechauffez-vous, puis reprenez le chemin du bureau ou de la maison, animé d'un nouvel appétit de vivre.

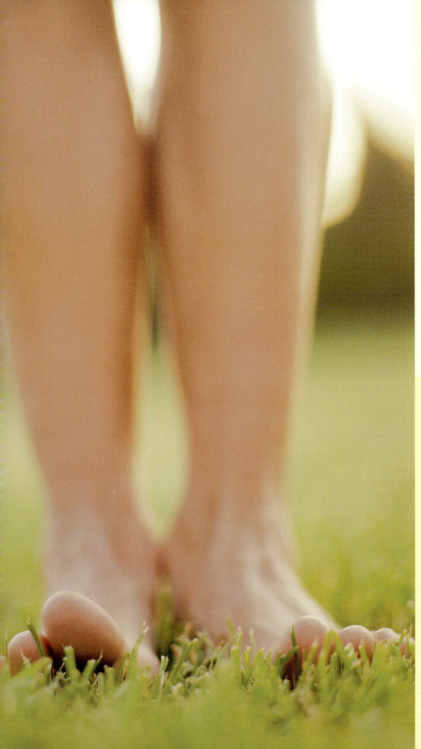

Pour vous rapprocher de la nature et ressourcer votre esprit, faites quelques pas pieds nus !

Terre-mère
Les civilisations anciennes jugeaient naturel de vivre en symbiose avec la Terre, mère universelle de la fertilité. Avant l'ère chrétienne, les druides élevaient des sanctuaires pour célébrer cette communion. Dans les années 1970, la théorie Gaïa, faisant de la Terre un être vivant dont l'homme serait un organe vital, a ravivé cette prise de conscience.

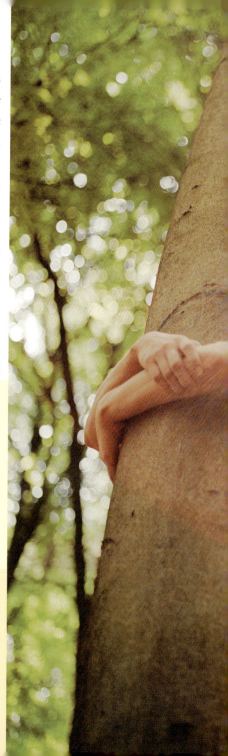

D'aucuns pourront juger l'idée saugrenue : se précipiter dehors à l'heure du déjeuner pour étreindre le premier marronnier venu ! Peut-être… Mais l'arbre a le pouvoir de calmer et de ressourcer celui qui s'en approche. La force tranquille d'un vieil arbre protège et rassure. Et en terme d'« enracinement », vous ne trouverez pas mieux, surtout après une matinée houleuse.

Dans l'Antiquité, les Grecs vénéraient les arbres, qu'ils prenaient pour des oracles divins. Dans l'esprit de nombreuses tribus amérindiennes, couper un arbre était même considéré comme un crime.

Les arbres plongent leurs racines profondément dans le sol. En recherchant leur contact, vous retrouverez vos connexions primitives.

L'ARBRE source d'énergie

La force tranquille d'un vieil arbre protège et rassure.

Astuce
En touchant un arbre, gardez un morceau d'ambre dans la poche. Il favorisera l'effet calmant et l'harmonisation des énergies.

La guérison chamanique
Chamans et guérisseurs des tribus amérindiennes employaient souvent un tronc ou les racines d'un arbre comme « passerelle » lors de leurs voyages hallucinatoires (technique de visualisation poussée). L'arbre assurait la transition spirituelle entre le monde réel et le monde de l'esprit.

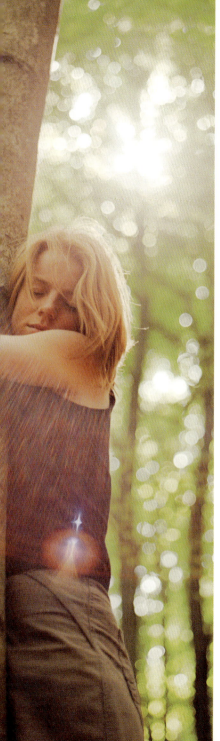

ÉTREINTE VÉGÉTALE

Choisissez un arbre situé dans un endroit tranquille. Entourez-le de vos bras ou appuyez-vous au tronc pendant au moins 10 minutes. Laissez son énergie bienfaisante vous apporter calme et sérénité.

1. Asseyez-vous devant l'arbre. Entourez-le de vos deux bras ou, si vous préférez, appuyez le dos au tronc.

2. Fermez les yeux. Respirez profondément avec le diaphragme, et relâchez les muscles. Retirez vos chaussures et posez vos pieds bien à plat sur le sol, pour entrer en contact avec la terre.

3. Laissez s'éloigner les pensées négatives, la colère ou le ressentiment accumulés au cours de la matinée. Regardez-les disparaître dans les profondeurs de la terre, comme absorbés par son énergie positive.

4. Quand vous vous sentirez lavé de tout sentiment négatif, imaginez cette énergie s'élever en vous : elle traverse la plante des pieds, remonte le long des jambes, atteint le ventre, le thorax, envahit les bras, avant de ressortir par le sommet de votre tête. Cette énergie se manifeste en vous par une série de « picotements ».

5. Tandis que vous absorbez l'énergie terrestre, une lumière céleste protectrice et dorée traverse votre corps, de la tête aux pieds. Contrôlez bien votre respiration au moment où les deux énergies se fondent en vous et vous réchauffent. Ouvrez lentement les yeux, et goûtez votre équilibre retrouvé. Éloignez-vous de l'arbre en lui rendant grâce – à lui, ainsi qu'à la terre nourricière – pour son énergie bienfaisante. Si vous le désirez, laissez une offrande au pied de l'arbre, une pièce ou un petit cristal, en témoignage de votre gratitude.

Qi gong signifie littéralement « travail de l'énergie » (énergie pour *chi* ou *qi*, et travail pour *gong*). Vieux de plusieurs siècles, cet art chinois de la santé est à l'origine du tai chi chuan.

Quelle que soit sa forme, le qi gong a toujours pour objet de maîtriser le flux du *chi* à l'intérieur du corps, afin de stimuler les processus de guérison. Les expressions martiales de cette discipline sont le tai chi chuan et le kung fu. La forme « douce » consiste simplement à faire circuler l'énergie interne. La mise en condition aérobie, la méditation et la relaxation sont des étapes obligées du qi gong. Sa pratique ne demandant aucun effort violent, elle demeure, de ce fait, accessible à tous.

Pratiqué en plein air à l'heure du déjeuner, le qi gong nettoie l'aura de toute énergie négative.

Qi gong EXPRESS

EXERCICES D'ÉCHAUFFEMENT

Avant de pratiquer la « douche de lumière », échauffez-vous pendant quelques minutes.

1. Debout, les pieds écartés de la largeur des épaules, montez sur la pointe des pieds et redescendez alternativement.

2. Balancez énergiquement les bras de bas en haut en respirant à fond. Inspirez en montant sur la pointe des pieds, les bras levés, puis expirez en redescendant et en balançant les bras en arrière. Exécutez le même mouvement en écartant les bras latéralement pour échauffer les muscles.

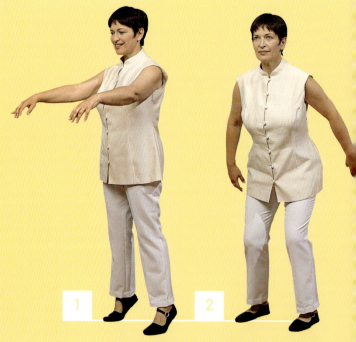

Conseil
Effectuez les exercices après un repas léger et non après un festin !

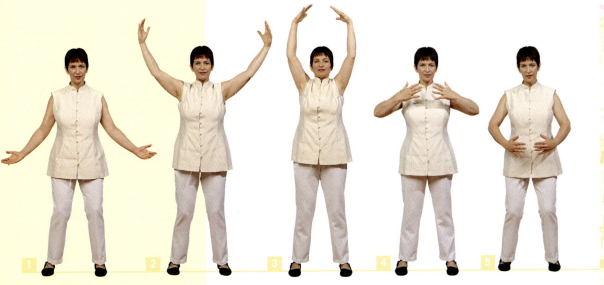

LA DOUCHE DE LUMIÈRE

Une séance de 10 minutes vous aidera à recharger votre corps de vibrations positives.

1 Debout, les pieds écartés de la largeur des épaules, les paumes tournées vers l'extérieur, inspirez et levez lentement les bras.

2 Lorsque les mains dépassent la tête, arrondissez légèrement les bras.

3 Bras arrondis au-dessus de la tête, visualisez vos mains recevant une nouvelle énergie venue du ciel.

4 Expirez en ramenant lentement les bras vers la poitrine, paumes vers vous.

5 Respirez régulièrement. Descendez lentement les bras jusqu'à hauteur du nombril. Ce faisant, visualisez un nouveau *chi* s'écoulant à travers les méridiens du corps (voir page 12) et drainant le *chi* négatif. Ramenez les bras le long du corps. Répétez la séquence environ 6 fois.

Qi gong signifie littéralement « travail de l'énergie ».

La pause déjeuner fournit souvent l'occasion de sortir, de s'aérer et de reprendre des forces après une matinée chargée.

Vous l'avez d'ores et déjà compris : une bonne respiration, lente et profonde, régénère l'organisme et apporte un sentiment de bien-être général. Sous l'emprise du stress, elle tend à devenir plus superficielle. Si vous commencez à avoir « le souffle court », c'est le moment de faire une pause. Respirez plusieurs fois à fond, bâillez et étirez-vous pour reprendre possession de votre corps.

La « respiration nettoyante », à exécuter de préférence au grand air, vous aidera à chasser l'anxiété et à dissiper l'énergie stagnante accumulée depuis le début de la journée.

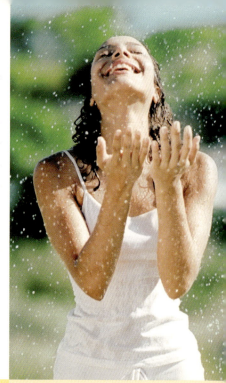

RESPIRATION **nettoyante**

ÉLIMINER L'ÉNERGIE STAGNANTE
Faites ces exercices respiratoires pendant 5 à 10 minutes, afin de nettoyer votre corps et votre esprit.

1. Asseyez-vous en plein air ou dans un endroit tranquille. Inspirez à fond par le nez, comme pour nettoyer l'ensemble du corps. Expirez avec force par la bouche, pour évacuer l'anxiété et l'énergie stagnante. Répétez plusieurs fois.

2. En inspirant à fond, imaginez une fontaine dans vos poumons. Le jet d'eau s'élève à mesure que vous inspirez. Au moment de l'expiration, le jet retombe en pluie, inondant l'intérieur de votre tête. Continuez jusqu'à ce que vous vous sentiez ragaillardi.

Astuce respiration
Vivez l'« ici et maintenant » en inspirant vos projets futurs et en expirant les aspects négatifs de votre passé.

Une respiration lente et profonde régénère l'organisme et apporte un bien-être général.

Quand la matinée a pris des allures de marathon, il est compréhensible de se sentir émotionnellement épuisé. Si vous le pouvez, trouvez un moment et un endroit calme pour chanter. De cette manière vous éliminerez la fatigue et vous retrouverez votre enthousiasme.

En chantant, vous améliorez également la souplesse et la résonance de votre voix. En y mettant du cœur, vous élèverez naturellement votre esprit grâce au travail de respiration : les angoisses s'envoleront comme par magie. Le sang profite également de cet apport supplémentaire d'oxygène. En outre, les organes et les cellules du corps réagissent aux vibrations sonores ; le fait de chanter aide ainsi à restaurer les vibrations d'un organe en état de stress.

> En chantant, vous améliorez la souplesse et la résonance de votre voix.

Intermède MUSICAL

LA THÉRAPIE PAR LE CHANT

Trouvez un endroit tranquille où vous pourrez pousser la chansonnette pendant 5 à 10 minutes, sans être dérangé. Difficile, me direz-vous… Et si vous essayiez tout simplement dans votre voiture ?

1 Choisissez dans votre répertoire favori une chanson facile à retenir. Commencez par la chantonner doucement pour trouver le rythme.

2 Quand la voix sera plus assurée, vous cadencerez mieux votre respiration et vous pourrez chanter plus fort ; en même temps, vous sentirez les tensions abdominales disparaître. En parcourant l'ensemble du corps, les vibrations vous procureront rapidement joie et bien-être.

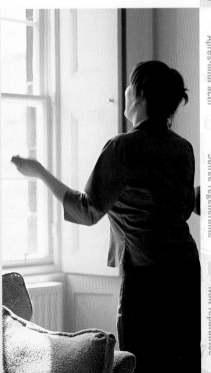

Vous n'avez qu'une demi-heure de pause à la mi-journée ? Que vous soyez à l'intérieur ou à l'extérieur, vous trouverez toujours le temps de pratiquer cette visualisation étonnante, qui vous fera oublier tous vos soucis du matin.

La visualisation a pour principe d'inciter la création d'une imagerie positive et stimulante, dans le but de dissiper les pensées négatives et même d'influer sur le vécu. Lorsque vous vous inquiétez, vous développez tous les symptômes du stress : la visualisation procède de la même façon, mais dans un sens favorable. Le cerveau reçoit des images positives fortes et sereines, qui neutralisent toute pensée destructrice. Le corps se relâche. La tension laisse la place à des manifestations physiques plus agréables.

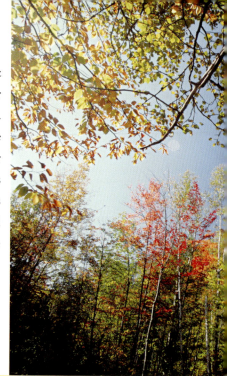

BONHEUR sur commande

RETOUR AU CALME
Embarquez pour 10 minutes de paix et de sérénité avec cet exercice de visualisation.

1. Asseyez-vous confortablement. Fermez les yeux et pensez à une scène apaisante. Imaginez par exemple une plage de rêve, un paysage de montagne ou tout simplement votre jardin.
2. Transportez-vous mentalement dans ce décor. Appréciez les couleurs, écoutez le bruissement de la nature, humez les odeurs. Laissez la quiétude du lieu régénérer votre corps et résoudre tous vos problèmes. Regardez vos tracas s'évanouir dans l'atmosphère.
3. Ouvrez lentement les yeux et revenez à vous. Vous pourrez retourner dans cet endroit chaque fois que vous souhaiterez échapper à tous vos soucis.

Astuce énergie
Avant la visualisation, veillez à envelopper votre aura de quelques pulvérisations de « Calm & clear » (fleurs du bush – voir page 29) pour vous aider à décompresser.

Le cerveau reçoit des images positives fortes et sereines, qui neutralisent toute pensée destructrice.

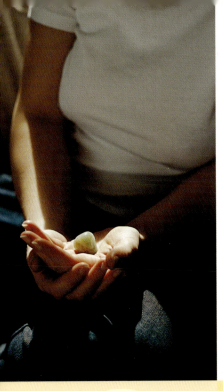

Les cristaux sont utilisés depuis des millénaires dans les rituels de protection et de guérison (voir pages 34-35). Chaque chakra (voir page 15), chaque cellule, chaque organe du corps possède sa propre fréquence vibratoire. En cas de désordre ou de déséquilibre, le risque de maladie augmente. Pour y remédier, vous pouvez charger un cristal d'énergie curative, de sorte qu'il émette à son tour les vibrations électromagnétiques nécessaires à la restauration du chakra ou de l'organe concerné.

À la pause de la mi-journée, l'aigue-marine vous aidera à parler d'une voix assurée et dynamisera votre mental.

CRISTAL extra-lucide

ÉCLAIRCIR LA VOIX ET LES IDÉES

Si vous éprouvez des difficultés à communiquer, travaillez avec une aigue-marine purifiée (voir page 35) pendant 5 à 10 minutes.

1 Asseyez-vous dans un fauteuil, fermez les yeux et tenez le cristal en main pendant quelques minutes. Concentrez-vous sur son potentiel énergétique (voir page 34). Demandez-lui de libérer votre esprit de vos angoisses et de la distraction.

2 Puis, appliquez le cristal un instant sur le chakra de la gorge, au niveau du larynx, et demandez-lui d'éliminer les problèmes de communication. Ouvrez les yeux et remerciez votre cristal pour ses énergies curatives.

Astuce

La fumigation est un excellent moyen de purifier un cristal. Allumez un rouleau d'herbes (voir page 122), tenez-le au-dessus d'un plat résistant au feu et imprégnez le cristal des effluves purificateurs.

Si vous n'avez pas le loisir de sortir à l'heure du déjeuner, vos mains vous aideront à retrouver votre énergie, et cela de deux façons.

D'une part, vous les masserez pour apaiser les douleurs et les tensions dans les doigts. D'autre part, elles joueront un rôle actif dans le massage de la tête, grâce auquel vous éliminerez toute la fatigue nerveuse accumulée depuis le début de la journée.

Souvent injustement négligées, les mains réagissent au massage aussi bien que le reste du corps.

S.O.S. MAINS

Les mains réagissent au massage aussi bien que le reste du corps. Si vous avez passé la matinée sur un clavier d'ordinateur ou dans votre voiture, détendez vos doigts avec ce massage relaxant aux huiles essentielles. Vous stimulerez la circulation sanguine et effacerez les tensions causées par des mouvements répétitifs ou par des positions ankylosantes.

Mains GUÉRISSEUSES

TECHNIQUE DE MASSAGE

Dorlotez vos mains : 5 à 10 minutes de frottements, d'effleurements et d'étirements soulageront les douleurs lancinantes.

1. Dans un flacon en plastique, mélangez 3 gouttes d'huile de marjolaine et 3 cuillères à café d'huile de base.

2. Asseyez-vous dans un fauteuil. Enduisez la main droite d'un peu d'huile. Respirez calmement en massant la main gauche entre chaque phalange. À l'aide du pouce de la main droite, pressez et effleurez en massage circulaire le dos de la main gauche.

3. Retournez votre main et poursuivez le massage circulaire dans la paume, en pressant fermement pour dénouer les muscles contractés.

4. Retournez à nouveau la main et terminez en pressant la base de chaque doigt entre le pouce et l'index ; puis étirez doucement chaque doigt, un à un. Répétez sur l'autre main.

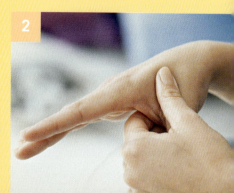
2

Mini-massage indien

La tête est le centre du pouvoir, le grand ordonnateur de nos journées. Il n'est donc guère surprenant que le cerveau soit la première victime de la tension psychologique et de la migraine. Là encore, le capital énergétique accuse le choc : il s'agit d'apaiser la fatigue intellectuelle, d'améliorer la concentration et de relancer la circulation d'énergie. Ce massage revitalisant du cuir chevelu ne vous décevra pas. Il ne se contentera pas de vous relaxer : en activant le système lymphatique, il stimulera aussi la détoxification de l'organisme. L'exercice complète le massage des tempes et de la nuque présenté pages 100-101.

Des huiles pour masser
- Huile essentielle de marjolaine.
- Une huile de base (pépins de raisin, tournesol ou carthame).

TECHNIQUE DE MASSAGE

N'utilisez pas d'huile. Pendant 5 à 10 minutes, appliquez-vous à détendre chaque zone contractée du cuir chevelu.

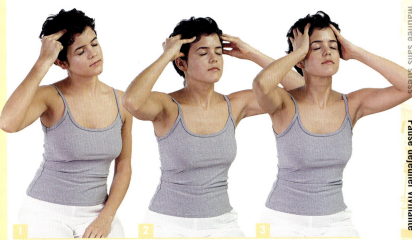

1. Commencez par relancer la circulation énergétique. Avec l'index et le majeur d'une main, massez le cuir chevelu en mouvements circulaires, en décollant doucement la racine des cheveux.

2. Avec les deux mains, imprimez des mouvements circulaires du bout des doigts sur l'ensemble du cuir chevelu. Prenez de petites poignées de cheveux, et tirez doucement pour soulager la tension.

3. Passez vos mains sur le visage, puis enfoncez-les dans votre chevelure : l'effet détente est instantané. Répétez ce mouvement depuis la nuque jusqu'au sommet du crâne : vous soulagerez les raideurs cervicales apparues dans le courant de la matinée.

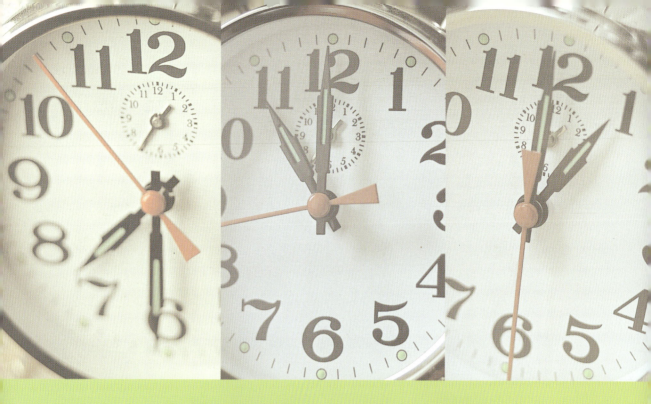

8 Après-midi actif

L'après-midi, le capital énergétique

se trouve souvent amoindri ; pour négocier

la dernière ligne droite de la journée,

un ultime coup de fouet s'impose.

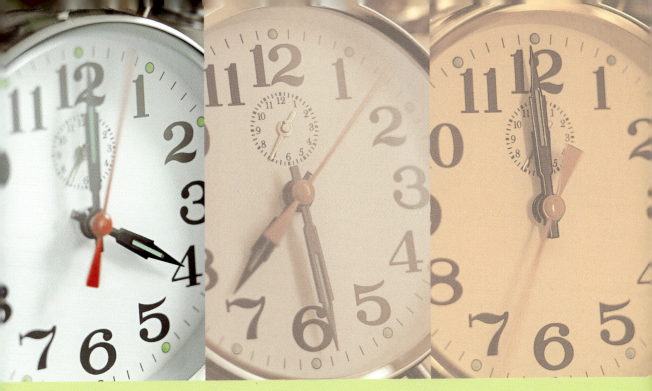

Au milieu de l'après-midi, le capital énergétique se trouve souvent amoindri, surtout si la journée a été riche en frustrations. Les nerfs sont à fleur de peau, le mal de tête rôde et la tension musculaire commence à se faire sentir. Essayez de conserver votre optimisme et chassez vos soucis. Ne vous laissez pas désarçonner par les contretemps ; concentrez-vous plutôt sur vos succès.

Pour vous donner l'ultime coup de fouet de la journée, inspirez-vous des « revitalisants instantanés » présentés dans ce chapitre. Consacrez un court instant de l'après-midi à votre mieux-être. En repoussant le stress et en rééquilibrant vos énergies intérieures, vous aurez les moyens de faire face aux dernières responsabilités de la journée, le cœur léger et le sourire aux lèvres.

Si vous avez passé l'essentiel de la journée à conduire, à lire ou à travailler devant un écran d'ordinateur, vos yeux seront secs et fatigués. Un éclairage médiocre et l'air conditionné sont autant de facteurs aggravants. Les muscles du cou, constamment tendus vers l'avant ou trop longtemps immobilisés dans la même position, finissent par devenir douloureux.

Un bref intermède sera le bienvenu. Si vous parvenez à soulager la tension de la nuque et des yeux, la fin de l'après-midi vous paraîtra moins pénible.

Conseil

En gardant les épaules voûtées pendant l'exercice, vous vous ferez plus de mal que de bien. Commencez par hausser les épaules pour les relaxer : remontez-les vers les oreilles, puis redescendez-les le plus bas possible. Répétez ce mouvement plusieurs fois jusqu'à disparition complète de la tension.

SOULAGER la tension

CACHE-CACHE

Pour éclaircir les idées et défatiguer les yeux (voir aussi pages 100-101), l'obscurité totale est le meilleur remède.

1. Le dos bien droit, posez vos coudes sur une table ou amenez-les à hauteur du ventre. Si vous êtes chez vous, vous pouvez vous allonger en gardant les jambes fléchies.

2. Frottez vos mains pour les réchauffer, puis posez-les doucement sur vos yeux clos sans les toucher.

3. Respirez profondément et laissez votre esprit se vider. Savourez l'obscurité et la chaleur des mains sur vos yeux fatigués. Inspirez l'énergie stimulante, puis expirez la tension. Maintenez cette cadence respiratoire pendant 5 à 10 minutes.

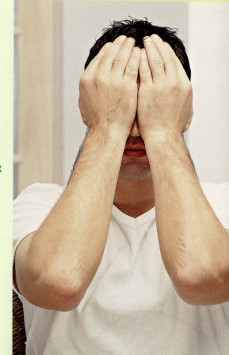

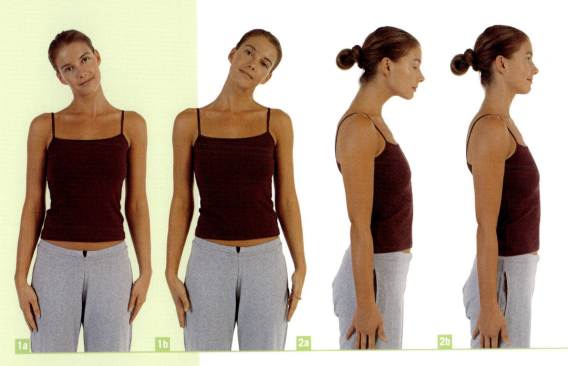

1a 1b 2a 2b

Rotation du cou

Massez doucement les muscles du cou en guise d'échauffement. En pratiquant cet exercice pendant 5 minutes, vous relaxerez la nuque et soulagerez les contractures.

Astuces

- Clignez rapidement des yeux pendant 15 secondes pour soulager les yeux secs.
- Contre la fatigue oculaire, baignez les yeux de façon alternative avec de l'eau tiède et de l'eau froide.

1 Debout ou assis sur une chaise, le dos droit, descendez les épaules. Inclinez la tête vers la droite (1a). Gardez la position 30 secondes, afin de bien sentir l'étirement du cou et de l'épaule gauche. Revenez au centre en décontractant la tête. Refaites le même mouvement vers la gauche (1b). Répétez plusieurs fois de chaque côté.

2 Descendez lentement le menton vers la poitrine : vous sentez l'étirement dans le bas de la nuque (2a). Gardez la position 30 secondes, puis revenez doucement (2b). Répétez plusieurs fois.

3 Posez la main droite derrière la tête. Poussez doucement vers l'avant de manière à étirer la nuque. Restez dans cette position 30 secondes, puis revenez. Répétez plusieurs fois.

Le milieu de l'après-midi, particulièrement aux alentours de 15 ou 16 heures, correspond à une période de « creux » en termes d'énergie. Or il reste encore des tâches à accomplir… C'est le moment idéal pour savourer un thé (voir aussi pages 32-33, 46 et 58) tonique et détoxifiant. Le ginseng fait partie de ces plantes dites « adaptogènes », qui agissent en fonction de la pathologie. Il revigore l'organisme fatigué et calme le stress. Si la poudre de ginseng est introuvable, achetez des infusettes. Attention : la consommation de ginseng de Corée est déconseillée aux femmes enceintes et aux personnes hypertendues.

Thé vert

Ses bienfaits sont innombrables ! Il stimule le système immunitaire, tandis que les antioxydants qu'il contient ralentissent le vieillissement et détruisent les radicaux libres (molécules instables et toxiques), réduisant ainsi les risques de cancer et de maladies cardio-vasculaires. Le thé vert est disponible en feuilles ou en infusettes.

THÉ tonique

THÉ AU GINSENG ET AU MIEL

Le thé au ginseng est un puissant revitalisant, capable de calmer un stress physique ou psychologique. Il équilibre le taux de glycémie et stimule l'activité cérébrale et le système nerveux, tout en améliorant la lucidité.

Ingrédients

- 3 cuillères à café de poudre de ginseng de Corée (magasins diététiques et herboristeries)
- 40 cl d'eau bouillante
- 1 à 2 cuillères à café de miel (facultatif)

Préparation

1. Faites dissoudre la poudre de ginseng dans l'eau bouillante. Laissez infuser 10 minutes.
2. Le goût du ginseng n'est pas désagréable, mais rien ne vous empêche de l'agrémenter d'un peu de miel.

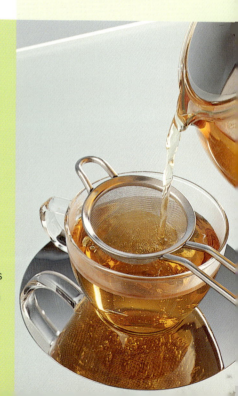

L'efficacité des cristaux et leur pouvoir curatif ont déjà été évoqués (pages 34-35 et 83) : les fréquences vibratoires qu'ils émettent harmonisent le corps et l'esprit. Le quartz naturel est surtout apprécié pour sa polyvalence. Sur un plan pratique, ses fragments de silicone, capables de recevoir, de stocker, d'amplifier et de transmettre des données, lui valent d'être utilisé comme composant dans l'industrie informatique, horlogère, et la fabrication de cartes à puce. D'un point de vue thérapeutique, il permet d'équilibrer l'ensemble des chakras (voir page 15), particulièrement le chakra coronal, centre spirituel.

Le quartz naturel vous aidera à restaurer votre capital énergétique et à développer votre acuité mentale.

Astuce feng shui

Un cristal posé dans l'angle nord-est de votre espace de travail stimule l'assimilation des connaissances.

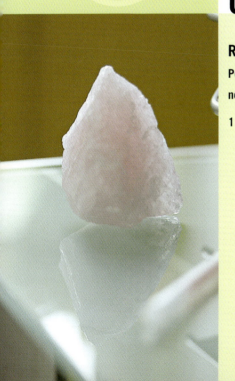

Cristal DOPANT

RÉÉQUILIBRER LES ÉNERGIES

Pour trouver l'inspiration et revitaliser les chakras, manipulez un cristal nettoyé (voir page 34) pendant 5 à 10 minutes.

1 Asseyez-vous confortablement, en tenant votre cristal près du plexus solaire (au-dessous du sternum – voir page 15). Fermez les yeux et accordez-vous à la fréquence du cristal, dont vous aurez préalablement défini l'utilisation (voir page 34). Demandez-lui de rééquilibrer vos chakras.

2 Posez un instant le cristal sur le chakra coronal, au sommet de votre tête, puis sur le chakra du troisième œil, au milieu de votre front. Demandez-lui de vous aider à résoudre les problèmes en cours. Ouvrez les yeux et remerciez le cristal pour son aide.

Au milieu de l'après-midi, les événements et les éventuelles contrariétés de la journée ont déjà accompli leur travail de sape sur votre organisme. Arrêtez-vous un moment pour évacuer les émotions négatives accumulées depuis le début de la journée. Cet exercice apaisera votre mental, en assurant une meilleure circulation des énergies. Sur le plan physique, le cœur et les poumons bénéficieront également d'un apport supplémentaire d'oxygène.

À la fin de l'exercice, vous vous sentirez régénéré et paré contre les ultimes contretemps de l'après-midi.

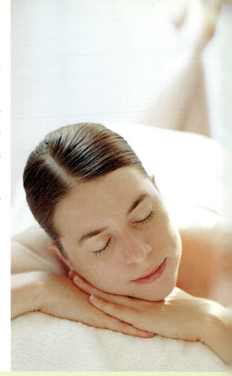

Se recentrer

RESPIRATION HARMONISANTE
Pour retrouver votre calme, pratiquez cet exercice respiratoire pendant 5 à 10 minutes.

1 Asseyez-vous à votre aise et fermez les yeux. Respirez avec le diaphragme, lentement et profondément. Quand votre respiration sera cadencée, imaginez que vous descendez dans un puits creusé au fond de votre être.

2 En inspirant, vous aspirez l'énergie bienveillante et chaleureuse se trouvant au fond du puits. En expirant, vous expulsez toutes les pensées et les émotions négatives accumulées au fil des heures.

3 Tandis que vous descendez toujours plus profondément en vous-même, appréciez le silence, la paix et l'amour-propre retrouvés. Aucune critique, aucune angoisse ne peut plus vous atteindre. Savourez le bonheur de cette connexion spirituelle avec l'ensemble de votre corps. Revenez lentement à la surface, apaisé et prêt à relever de nouveaux défis.

AFFIRMATION DE L'APRÈS-MIDI

Elle sera brève et explicite. Écrivez-la sur un papier, que vous garderez sous les yeux.

1. Asseyez-vous ou faites les cent pas, en répétant votre affirmation de préférence à voix haute. En réponse aux exemples donnés ci-contre, ce pourra être respectivement : « j'obtiens l'embauche d'une personne supplémentaire » et « le professeur propose une pédagogie intéressante pour aider mon enfant ».

2. Répétez l'affirmation 10 à 20 fois en pesant chaque mot pour la fixer dans votre subconscient. N'hésitez pas à recommencer plusieurs fois dans l'après-midi.

Astuce énergie
Pour favoriser la concentration, respirez un mouchoir imprégné d'huile essentielle de romarin.

Les affirmations positives peuvent vous aider dans la réalisation de vos projets, à condition d'y croire ! Si vous avez formulé une ou plusieurs affirmations en début de journée (voir pages 47 et 59), vous avez déjà dû en récolter les fruits.

L'affirmation de l'après-midi concerne vos objectifs de fin de journée ou même ceux du lendemain matin. Il peut être ainsi question d'une dernière réunion finalisant un projet professionnel : dans ce cas, concentrez-vous sur une issue favorable. Ou d'un rendez-vous avec un professeur pour discuter des mauvais résultats scolaires de votre enfant : vous projetterez alors l'esquisse d'une solution.

MISSIONS accomplies

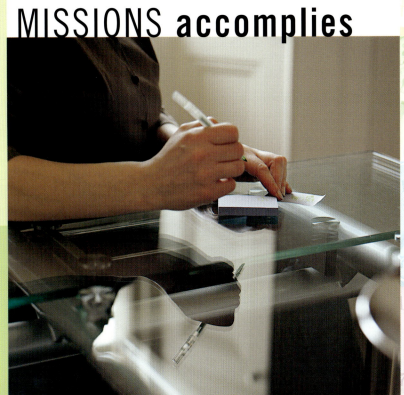

Au bureau ou à la maison, un espace de travail net et ordonné est mieux à même de créer un flux d'énergie favorable à la prise de décisions, à la réflexion et à la réussite professionnelle. Dans l'art du feng shui, qui étudie la disposition du mobilier et la répartition du flux énergétique, le *chi* décrit une spirale à l'intérieur d'une pièce. Quand ce flux rencontre un bric-à-brac d'objets, il ralentit et perd de sa vigueur, affectant l'atmosphère générale de l'espace ; s'il s'agit de votre bureau, vos projets s'embrouillent et vous perdez tout enthousiasme pour votre travail.

Un grand nettoyage de tout ce désordre apportera un regain d'énergie substantielle propice à la créativité. En outre, il vous redonnera à la fois assurance et motivation.

Le grand NETTOYAGE

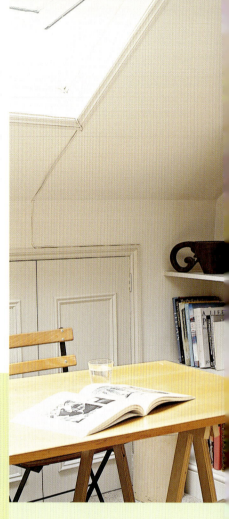

Rangements malins

Si, en dépit de votre caractère ordonné, votre bureau reste encombré d'objets divers, envisagez l'acquisition de nouveaux éléments de rangement. Dans une pièce mansardée, une foule de solutions s'offre à vous pour exploiter les angles « biscornus ». Privilégiez les rangements multi-usages, les étagères supplémentaires ou les tables escamotables qui se rabattent et dissimulent livres et magazines. Achetez de petits meubles métalliques à roulettes, faciles à glisser sous la table : ainsi, vous aurez toujours sous la main papeterie et autres accessoires de bureau.

Savoir trier
Que désigne-t-on par bric-à-brac ?

- des objets dont personne n'a plus besoin ou envie ;
- des objets cassés ou irréparables ;
- des objets mal-aimés ou passés de mode.

Un espace de travail net et ordonné crée un flux d'énergie favorable à la réflexion.

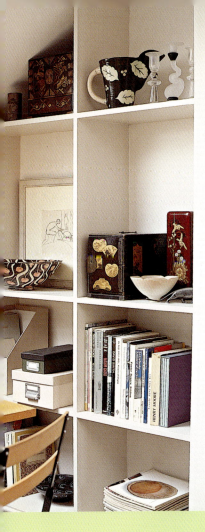

OPÉRATION RANGEMENT

Chaque après-midi, consacrez 10 à 15 minutes au rangement de votre espace de travail. Procédez avec méthode en commençant par le plus urgent.

1. Le sol est prioritaire. Jetez les vieux journaux, les magazines (découpez et classez les articles intéressants) et les prospectus sans intérêt. Avec la documentation, soyez impitoyable : gardez seulement le strict nécessaire. Rassemblez sur les étagères tous les dossiers posés par terre. Faites le tri dans les boîtes à archives. Rangez dans les placards tout ce que vous n'utilisez pas de façon régulière.

2. Videz tous les jours votre corbeille à papier : c'est une réserve d'énergies stagnantes.

3. Passez les classeurs en revue ; épargnez ce qui est d'actualité, mais éliminez les documents en double et jetez tout le superflu.

4. Passez à votre table de travail. Rangez factures et reçus dans un classeur suspendu. Renvoyez dossiers et rapports à qui de droit ou classez-les dans un placard après consultation. Retirez les anciennes notes, jetez les cartes professionnelles après avoir relevé adresses et numéros de téléphone dans votre agenda. Répondez au courrier le jour même et classez-le immédiatement. Jetez crayons et stylos cassés ; rassemblez le strict nécessaire dans un pot à crayons. Débarrassez votre bureau chaque soir.

5. Triez vos livres : séparez-vous de ceux qui ne vous serviront plus. Conservez seulement les ouvrages de référence récents et classez-les de manière à pouvoir les retrouver facilement. Éliminez tout ce qui vous renvoie au passé.

Rangez avec méthode en commençant par le plus urgent.

Votre espace de travail est désormais un modèle d'organisation et de netteté (voir pages 94-95). Il est temps que votre ordinateur subisse le même sort. Un trop plein d'applications est source de désagréments : l'ordinateur devient lent, donc moins efficace. Les conflits entre les logiciels ne sont pas rares, d'où ces « plantages » et « bogues » particulièrement énervants. Vos projets sont retardés, vous vous sentez frustré et impuissant. Il n'en faut pas davantage pour vous faire craquer.

Essayez de consacrer 10 minutes environ chaque après-midi au nettoyage de fichiers et de programmes. Établissez un plan d'attaque : comment allez-vous trier vos différents dossiers ? Au bout d'un jour ou deux, vous constaterez une nette amélioration de votre capacité de travail.

Astuce informatique
Posez un quartz rose près de votre ordinateur : ses vibrations curatives protègent du stress électromagnétique.

Quand votre ordinateur ralentit, vous vous sentez frustré et impuissant.

TOILETTE **informatique**

DÉLESTER SON ORDINATEUR
Tous les jours, prenez l'habitude de libérer la mémoire vive de votre ordinateur afin d'accélérer le démarrage des applications. Vous serez bientôt surpris de vos progrès en terme de rapidité et vous ne supporterez plus de laisser une fonction ouverte sans raison.

1 Commencez par la messagerie. Effacez tous les messages anciens, à l'exception de ceux que vous désirez conserver : imprimez-les ou transférez-les dans un dossier de votre disque dur. Procédez de même avec les messages envoyés.

2 Vérifiez votre disque dur. Supprimez ou archivez les fichiers anciens sur support amovible. Désinstallez les programmes obsolètes ou qui font doublon (demandez conseil à un spécialiste si vous n'êtes pas sûr de vous).

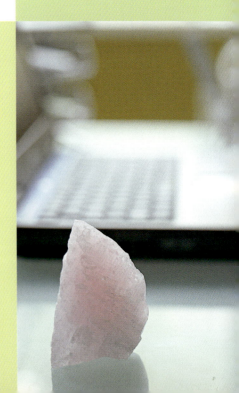

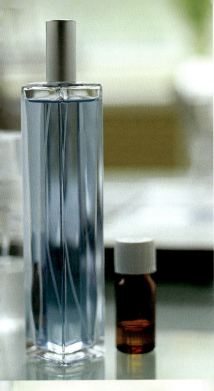

À présent, tout est en ordre dans votre bureau. Mais le fait d'avoir déplacé des objets poussiéreux a laissé une légère odeur de renfermé dans l'atmosphère. Commencez par tout nettoyer, puis passez quelques minutes à assainir la pièce et la table de travail pour dissiper les énergies stagnantes. Un *chi* purifié améliorera grandement vos conditions de travail.

Plusieurs méthodes existent pour assainir un espace (voir pages 116 et 123). Si vous travaillez dans un espace décloisonné partagé par d'autres personnes, le plus simple est la diffusion d'huiles essentielles.

ASSAINIR
l'espace de travail

CHANGER D'AIR
Prenez quelques minutes pour vaporiser des huiles essentielles dans votre bureau : une atmosphère purifiée stimule la productivité.

Huiles vivifiantes et purifiantes
- Huiles essentielles d'eucalyptus, de citronnelle et de romarin.

1 Versez 4 gouttes d'huile dans un atomiseur ; remplissez à moitié d'eau et mélangez (voir aussi page 117). Vaporisez en premier lieu votre aura pour la revitaliser (voir aussi page 136).

2 Puis, aspergez l'ensemble de la pièce dans le sens des aiguilles d'une montre, en insistant dans les angles ; faites le vœu d'un espace créatif et propice à la réussite. Vaporisez également autour et sous votre table de travail, au-dessus de votre ordinateur et de votre siège.

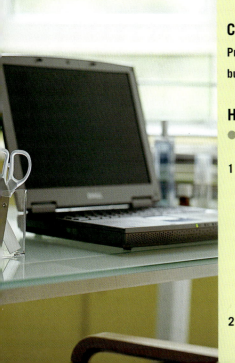

Le « coup de barre » du milieu d'après-midi est fidèle au rendez-vous. Pour réveiller votre organisme et vos chakras (voir pages 15 et 49), voici un exercice centré sur la couleur.

Les vibrations curatives des couleurs absorbées par le corps sont nécessaires au bon fonctionnement des chakras. En passant la majeure partie de la journée enfermé dans un bureau ou à la maison, vous ne recevez qu'une faible quantité de lumière solaire, d'où ce sentiment de fatigue et cette perte de motivation. Pour rééquilibrer votre capital énergétique, entraînez-vous à visualiser les sept couleurs de vos chakras.

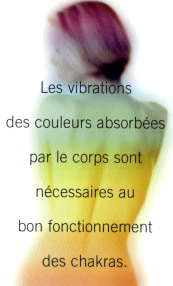

Les vibrations des couleurs absorbées par le corps sont nécessaires au bon fonctionnement des chakras.

COULEURS **généreuses**

VISUALISATION « ARC-EN-CIEL »
Prenez 5 à 10 minutes de votre temps pour recharger votre corps avec les sept couleurs de l'arc-en-ciel.

1. Asseyez-vous et respirez profondément avec le diaphragme. Visualisez un faisceau rouge vif remontant le long des jambes et pénétrant le chakra racine (région du coccyx) ; sentez-le dissiper vos angoisses.

2. Le rouge passe à l'orange en atteignant le chakra sacré (région du sacrum) ; un sentiment de joie vous envahit. Puis, l'orange devient jaune en entrant dans le chakra du plexus solaire (creux de l'estomac) ; l'esprit et les émotions sont purifiés.

3. Le jaune laisse place à un vert purificateur, pénétrant le chakra du cœur (centre de la poitrine). Visualisez ensuite un flot turquoise inondant le chakra de la gorge (larynx) pour faciliter l'élocution.

4. Le bleu devient indigo lorsqu'il atteint le chakra du troisième œil (au milieu du front) pour éveiller les facultés intuitives. Enfin, visualisez un flot violet gagnant le chakra coronal (sommet de la tête) pour venir stimuler votre « moi supérieur ». Quand les couleurs s'évanouissent, revenez à vous. Vous vous découvrez à nouveau débordant de vitalité.

Si la couleur peut vous aider à traiter un chakra défaillant, encore faut-il savoir le localiser. Dans ce cas, la radiesthésie apporte une aide précieuse.

Cette technique ancestrale utilise une baguette divinatoire ou un pendule pour détecter certaines substances, comme l'eau, l'huile ou les énergies terrestres. La méthode s'appuie sur une interrogation du subconscient (le « moi intérieur »). Les réponses surgissent par l'intermédiaire d'énergies électromagnétiques transmises par les mains. Le corps se prêtant très bien à cette technique, il vous sera facile de repérer un chakra instable ou affaibli.

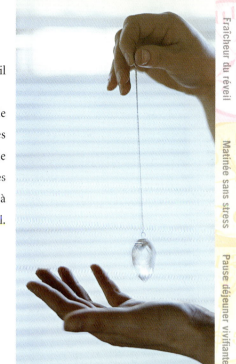

RADIESTHÉSIE
de la couleur

Matériel indispensable

- Achetez un pendule garni d'un quartz pur ou accrochez une perle à l'extrémité d'un cordon de 15 cm.
- Confectionnez sept cartes correspondant aux couleurs des chakras : rouge, orange, jaune, vert, turquoise, indigo, violet.

LA MÉTHODE DU PENDULE

Une courte séance de radiesthésie quotidienne vous permettra de trouver la couleur dont votre corps a besoin.

1. Tenez le pendule dans la main et demandez-lui de vous indiquer la direction du « oui ». Il oscillera alors dans le sens des aiguilles d'une montre ou dans le sens inverse. Demandez-lui ensuite la direction du « non ». Enfin, demandez-lui la direction du « doute » : en général, c'est un balancement latéral. Notez ses réponses.

2. Tenez le pendule au-dessus de chaque carte et demandez : « Ai-je besoin de cette couleur aujourd'hui ? » Écrivez les réponses. Puis, posez devant vous la ou les cartes désignées par l'affirmative, afin de les avoir constamment sous les yeux ; il vous sera alors facile d'absorber leurs vibrations bienfaisantes.

En milieu d'après-midi, un simple massage de la tête suffit à soulager le stress mental ou émotionnel accumulé. En agissant ainsi sur la tension musculaire, vous préviendrez le commencement d'une douleur ou d'une migraine invalidante (voir page 57).

Quand le corps est soumis au stress, la pression artérielle augmente, avec à la clef la désagréable impression d'avoir la tête « prise dans un étau ». La montée d'adrénaline, dont la mission est d'améliorer le temps de réaction face à une situation nouvelle, accélère le rythme cardiaque. Elle entraîne une contraction des muscles jusqu'au seuil de la douleur. Travailler de longues heures voûté sur un bureau ou conduire trop longtemps dans une position tendue risque aussi d'engendrer une raideur cervicale ou une fatigue oculaire.

Massage LIBÉRATEUR

Le corps et l'esprit

Au milieu du XXe siècle, les recherches du psychanalyste autrichien Wilhelm Reich redéfinissent le massage dans une approche holistique de la thérapie. Selon la théorie, il existe une interconnexion entre le corps et l'esprit. Ainsi, des émotions comme la colère ou le désespoir s'exprimeraient sous la forme de tensions physiques ; le traitement de ces tensions améliorerait l'état de santé général.

> Un massage de la tête suffit à soulager le stress mental ou émotionnel.

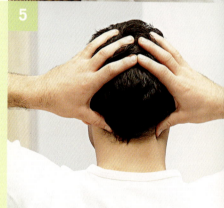

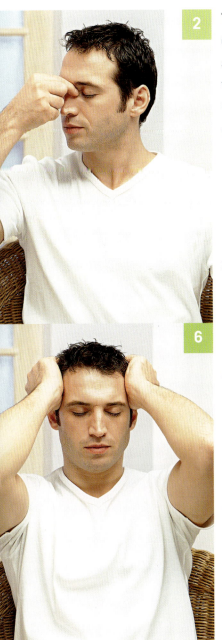

2 TECHNIQUE DE MASSAGE CRÂNIEN

Cinq à dix minutes suffisent et pas besoin d'huile ! En faisant pression autour des yeux et en massant du bout des doigts les tempes et la nuque, vous relancerez la circulation sanguine, soulagerez la tension et encouragerez l'oxygénation jusqu'à atteindre un réel bien-être.

1. Fermez les yeux. Doigts entrecroisés, appuyez les pouces sur le coin interne des yeux. Restez 3 secondes ; répétez 6 fois pour réduire la tension oculaire.

2. Pincez le haut du nez entre le pouce et l'index. Restez 3 secondes, puis relâchez ; répétez 6 fois pour améliorer la vision et soulager la fatigue.

3. Appuyez un index sur le chakra du troisième œil, au milieu du front. Restez 6 secondes, puis relâchez et répétez 4 fois afin de supprimer les blocages d'énergie.

4. Avec l'index et le majeur, effectuez des pressions sur les sourcils et la région des tempes, de façon à soulager la tension. Déplacez-vous de la droite vers la gauche.

5. Mains derrière la tête, doigts écartés, massez la base du crâne avec les pouces, effectuez des mouvements circulaires pendant quelques minutes pour décontracter la nuque. Arrêtez à la moindre manifestation douloureuse. Répétez une fois.

6. Posez les mains derrière la nuque et remontez jusqu'au sommet du crâne. Saisissez une poignée de cheveux dans chaque main et tirez légèrement pendant quelques secondes. Puis, redescendez vers les tempes et recommencez l'opération de chaque côté de la tête. Répétez ces manipulations 2 ou 3 fois, puis passez vos doigts dans les cheveux pour évacuer les frustrations.

Dans le courant de l'après-midi, une cadence soutenue devient parfois difficile à gérer. Après des heures passées au téléphone ou à taper des courriers, après avoir participé à des réunions importantes ou couru à droite et à gauche pour les activités des enfants, il n'y a rien d'anormal à se sentir sous pression. Cette brève séance de réflexologie vous apportera un soulagement immédiat et réduira considérablement les symptômes du stress.

En agissant par pression sur les mains et les pieds, la réflexologie (voir pages 64-65) tend à accroître le flux énergétique dans les dix « zones réflexes » et à supprimer les blocages dans les muscles et les organes. Les deux manipulations proposées ici vous aideront à réduire les spasmes et les crampes d'estomac d'origine nerveuse, ainsi que les douleurs résultant de microtraumatismes répétés dans les doigts, les mains, les poignets et les épaules.

> Cette brève séance de réflexologie vous apportera un soulagement immédiat et réduira considérablement les symptômes du stress.

RÉFLEXOLOGIE relaxante

CONTRE LE « NŒUD À L'ESTOMAC »
Si votre système digestif réagit mal au stress quotidien, travaillez sur ces points pendant quelques minutes.

1. Avec le pouce gauche, appuyez dans la main droite sur le point du foie, au-dessous de l'auriculaire. Activez aussi le point de la vésicule biliaire, au-dessous du majeur.

2. En cas de crampes d'estomac, travaillez le point de la thyroïde entre le pouce et l'index, sur le dos de la main droite.

3. Dans la paume de la main, activez également les réflexes des glandes parathyroïdes (voir étape 2) entre le pouce et l'index et le point du plexus solaire, au milieu de la main et au-dessous de l'annulaire. Enfin, stimulez le point du diaphragme en massant la paume de la main le long d'une courbe transversale.

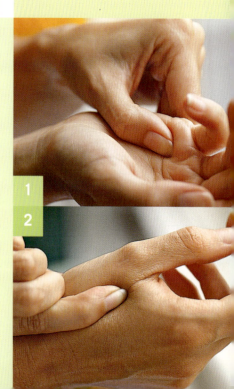

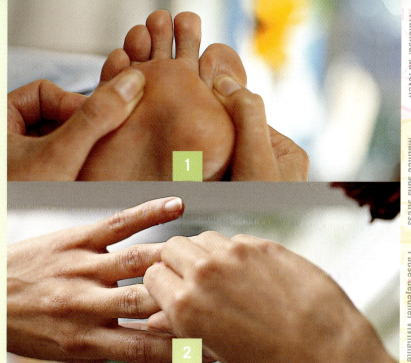

Au cours de l'après-midi, une cadence soutenue devient parfois difficile à gérer.

Astuces réflexologie

- Lavez-vous les mains avant et après un massage pour les débarrasser des énergies stagnantes.
- Sur les zones sensibles, travaillez en douceur avec l'extrémité de l'index ou du majeur.

CONTRE LES MICROTRAUMATISMES RÉPÉTÉS

Appuyez quelques minutes sur ces points pour dénouer les contractures des mains, des bras et des épaules.

1 Commencez par un pied : appuyez les pouces sur la partie supérieure de la plante du pied, en insistant sur le point du cou (sous le gros orteil) et sur celui de l'épaule (sous le petit orteil). Procédez de même avec l'autre pied. Puis, travaillez sur les réflexes du bras et de la main sur la moitié supérieure du pied droit, sous le petit orteil. Si cela vous semble plus facile, travaillez les mêmes points sur les mains.

2 Pour faire circuler l'énergie, travaillez sur les réflexes de la hanche et de la jambe, sur le côté du pied droit, près du talon. Enfin, étirez et faites pivoter chaque doigt pour déjouer les effets du stress.

La journée de labeur touche à sa fin, mais les tensions musculaires se font de plus en plus gênantes. La première chose à faire est de les localiser et de les évaluer, afin de pouvoir les soulager et de prévenir leur réapparition. En traitant la tension musculaire, vous calmerez en même temps une céphalée ou un mal de dos sournoisement installés au fil des heures. En outre, le processus de relaxation améliorera votre acuité mentale.

Quand vous aurez bien assimilé la technique de relâchement musculaire, vous saurez repérer une tension dès ses débuts et agir avant l'apparition d'une contracture.

DÉCONTRACTER
les muscles

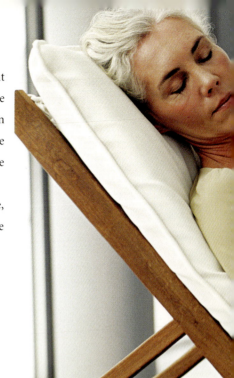

TECHNIQUE DE RELAXATION MUSCULAIRE

Faites cet exercice pendant 10 minutes, voire davantage, pour détendre votre corps et stimuler votre esprit.

En traitant la tension musculaire, vous calmerez en même temps une céphalée ou un mal de dos.

1 En position assise ou allongée, fermez les yeux ou fixez un point devant vous. Respirez longuement 4 fois avec le diaphragme, avant d'adopter une respiration régulière.

2 Concentrez-vous sur vos orteils : inspirez, en les contractant pendant 5 secondes, puis détendez-les sur l'expiration, en libérant toute tension. Remarquez l'effet produit sur le corps tout entier. Répétez 1 ou 2 fois, puis passez aux mollets. Reproduisez le mouvement en appréciant les effets sur le reste du corps.

3 Continuez à travailler méthodiquement sur les principaux muscles du corps en alternant contraction et détente : cuisses, fesses, bas du dos, abdomen, poitrine, épaules, bras, mains et cou.

4 Quand vous arrivez au visage, crispez les muscles faciaux

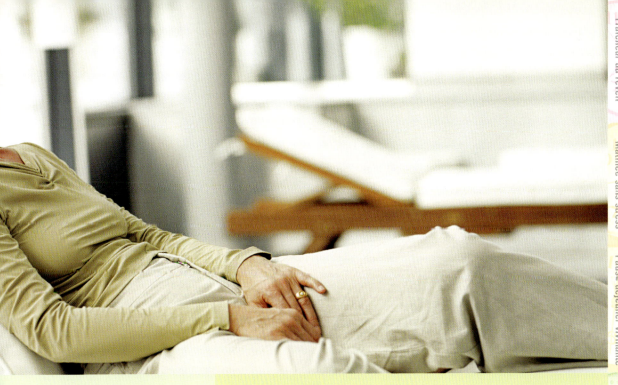

pendant 5 secondes, puis relâchez. Ouvrez les yeux et la bouche aussi grand que possible, tenez 5 secondes et relâchez. Répétez 2 fois.

5. Enfin, contractez tout le corps, des orteils au visage, pendant 5 secondes ; relâchez. Laissez aller le poids du corps et appréciez ce sentiment d'abandon pendant quelques minutes. En ouvrant les yeux, vous serez ragaillardi pour le restant de l'après-midi.

DÉTENTE MINUTE

Avant un rendez-vous important ou tout simplement avant de quitter votre lieu de travail, testez cet exercice pour décompresser et évacuer la tension.

1. Respirez lentement avec application. Choisissez un mot clé – par exemple « relax » – et répétez-le mentalement en relâchant toutes les régions de votre corps.

2. Inspirez à fond et, au même instant, contractez les muscles les plus tendus de votre corps, comme le visage, le cou, les épaules, la poitrine et le ventre.

3. En expirant, relâchez les muscles en laissant les tensions et les contractures s'envoler.

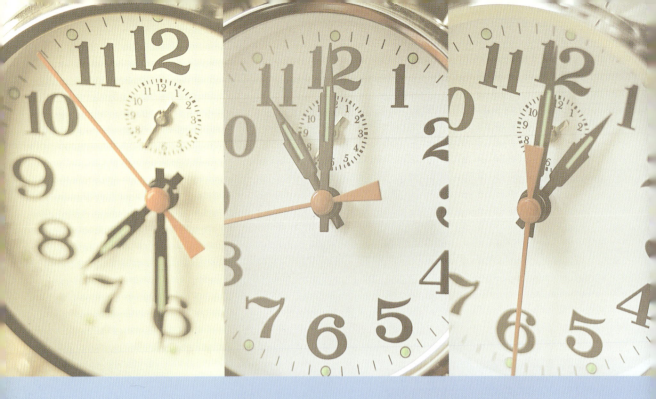

9 Soirée regénérante

Asseyez-vous et pensez à la journée passée. S'il est parfois préférable d'en oublier certaines, vous trouverez la plupart du temps matière à satisfaction.

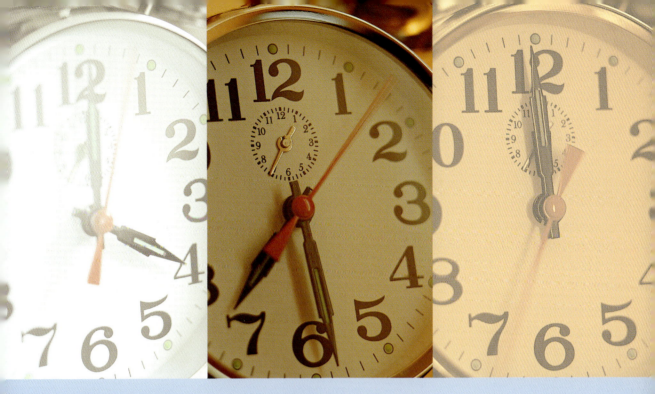

La journée a été particulièrement harassante. Il vous reste encore un long trajet à parcourir avant de rentrer chez vous ? Il faut d'abord donner le bain et mettre vos enfants au lit ? Lorsque vous pourrez enfin décompresser, vous risquez d'être vraiment exténué, tant sur le plan physique que mental. Asseyez-vous et pensez à la journée qui vient de s'écouler. S'il est parfois préférable d'en oublier certaines, vous trouverez la plupart du temps matière à satisfaction. Dans ces moments-là, pourquoi résister au plaisir de l'autocongratulation ?

À présent, l'heure est à la détente. Élevez votre esprit avec un bain parfumé, chassez vos soucis en dansant sur des rythmes endiablés, jouez du tam-tam pour énergiser l'atmosphère de votre salon, ou soulagez vos petits bobos avec un massage du cou et des épaules avec des huiles.

Sélectionnez le revitalisant le plus approprié à votre humeur, celui qui sera le mieux à même d'achever la journée en beauté.

Après une journée passée à s'occuper de ses enfants, à négocier avec des clients ou à travailler devant un ordinateur, il est vital de se débarrasser des tensions physiques et mentales. Si vous travaillez loin de chez vous, le trajet achèvera de vous mettre à bout. Voici un moyen infaillible de se libérer du stress et de restaurer son capital énergétique pour la soirée : se plonger avec délice dans un bain chaud et parfumé.

Les huiles essentielles (voir pages 30-31 et 56-57) évoquent les fragrances subtiles des plantes dont elles sont extraites. Ajoutées à l'eau du bain, elles libèrent pleinement leur arôme thérapeutique, qui sera à la fois inhalé et absorbé par la peau : les effets sont instantanés et durent toute la soirée.

Un moyen infaillible de se libérer du stress de la journée : se plonger avec délice dans un bain chaud et parfumé.

BAIN aux chandelles

LUMIÈRES ET PARFUMS

Inspirez-vous des associations proposées ci-dessous ou réalisez votre propre mélange avec vos huiles essentielles préférées. Et surtout n'oubliez pas d'éteindre les bougies en sortant du bain !

Les meilleures associations

- Lavande et basilic : calme les émotions et éclaircit l'esprit.
- Géranium et jasmin : soulage la tension nerveuse et remonte le moral.
- Citron vert et ylang-ylang : apaise l'anxiété et stimule les organes paresseux.

1 Faites couler l'eau du bain. Quand la baignoire est pleine, ajoutez 3 à 4 gouttes de chaque huile ; agitez avec la main pour bien mélanger.

2 Plongez-vous dans la baignoire et fermez les yeux. Ne pensez plus à rien, laissez les tensions de la journée se dissoudre dans l'eau. Prolongez votre bain pendant au moins 15 minutes pour profiter au maximum de ses vertus curatives.

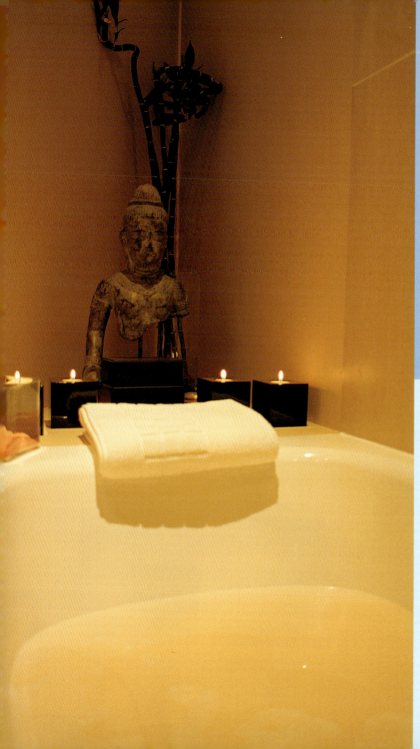

Bougies inspiratrices

À l'heure du bain, la lumière des bougies crée une ambiance relaxante et raffinée. Autre avantage, elle active le flux d'énergie dans la salle de bains, pièce naturellement yin (passive). En termes de feng shui, les bougies sont en effet reliées à l'élément Feu, de nature yang (positif). La couleur a son importance : des bougies vertes équilibreront votre énergie, des blanches suggéreront un sentiment de protection.

Astuce massage

Faites durer le plaisir au-delà du bain… Préparez votre propre huile de massage. Versez 3 gouttes de chaque huile choisie dans 1 cuillerée à soupe d'huile d'amande douce ou de pépins de raisin. Après le bain, enduisez votre peau de cette préparation, en commençant par les pieds et en remontant jusqu'au cœur.

Après une journée de travail, il n'est pas rare de ressentir une vive tension au niveau du cou et des épaules. Le fait d'être resté de longues heures dans la même position constitue l'un des facteurs déclenchants. Sous l'effet de la contraction, les muscles s'enflamment, les veines et les artères se compriment et la circulation sanguine ralentit. Le système lymphatique donne des signes de faiblesse et filtre moins bien les toxines. Enfin, les muscles noués entravent le flux du *chi* (voir page 11) dans l'organisme, affectant notamment les perceptions mentales et émotionnelles.

Le massage des muscles contractés déclenche la sécrétion d'endorphines (« hormones du bonheur »).

DÉTENDRE et étirer

Astuce énergie

En vous étirant, répétez 10 minutes ce mantra à voix haute : « Je libère mon cou et mes épaules du stress et de la tension. »

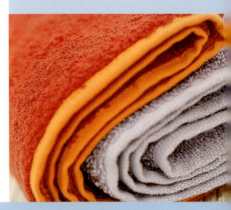

MASSAGE DU COU ET DES ÉPAULES

Le massage des muscles contractés apaise la tension, déclenche la sécrétion d'endorphines (« hormones du bonheur »), active la circulation sanguine vers les organes et ralentit la respiration. Pendant 5 à 10 minutes, vous soignerez vos contractures en frictionnant les muscles du cou et des épaules.

Huile de massage apaisante

- Versez 3 gouttes d'huile de lavande et 3 gouttes d'huile de géranium dans 1 cuillerée à soupe d'huile d'amande douce ou de pépins de raisin.

1 Asseyez-vous, torse nu. Enduisez vos mains d'huile. De la main droite, massez l'épaule gauche en pétrissant les muscles pour les dénouer. Haussez et baissez l'épaule à plusieurs reprises. Procédez de la même façon avec la main gauche sur l'épaule droite.

2 Avec les deux mains, massez du bout des doigts les muscles du cou, en remontant, puis en redescendant le long de la nuque. Répétez plusieurs fois. Enfin, de la main droite, massez ou pincez les muscles du cou à plusieurs reprises, afin de supprimer les raideurs.

Étirement du cou et des épaules

Vous venez de rentrer chez vous, la nuque raide et les épaules contractées. Mais le temps vous manque pour pratiquer le massage de la page précédente. Essayez alors cet exercice d'étirement, à l'aide d'une simple serviette de bain roulée. En quelques minutes, vous soulagerez la tension des muscles endoloris et vous serez revigoré pour la soirée.

SÉANCE DE STRETCHING

L'étirement du cou et des épaules améliore aussi la circulation sanguine. Pour cet exercice, une simple serviette de bain suffit.

1 Agenouillez-vous sur un tapis. Roulez une serviette de bain chaude que vous calerez derrière la nuque en tenant chaque extrémité dans une main. Renversez la tête en arrière en étirant le cou ; restez ainsi quelques secondes, puis revenez. Vous sentez la tension diminuer. Répétez le même mouvement 6 fois.

2 Tirez les extrémités de la serviette vers le bas. La poitrine en avant, les coudes en arrière, prenez appui avec les poings dans le creux des reins, pour étirer les épaules au maximum. Restez quelques secondes, puis relâchez. Vous sentez vos muscles se dénouer. Répétez 6 fois.

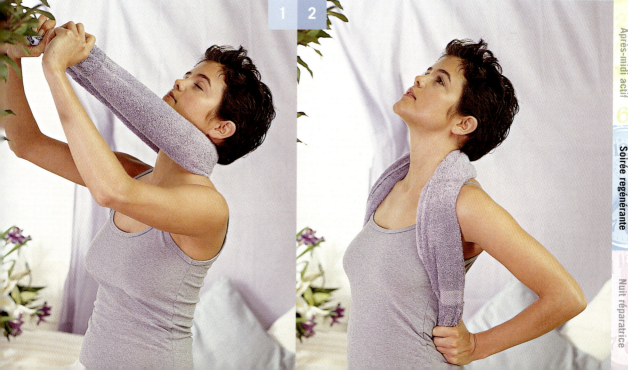

Cette technique est issue du *pranayama* (contrôle du souffle) pratiqué en yoga (voir page 17). En inspirant successivement par une narine, puis par l'autre, vous favorisez la circulation uniforme du souffle à travers les sept principaux chakras (voir page 15) et déverrouillez les blocages rencontrés. Vous harmonisez les énergies masculines (narine droite) et féminines (narine gauche), parvenant à un parfait bien-être. Cette méthode respiratoire exerce aussi des effets positifs sur le système nerveux et le mental. Du fait de son pouvoir relaxant, elle constitue un excellent prélude à la méditation.

Effectuez cet exercice en début de soirée pour effacer vos soucis et vos contrariétés. Vous vous sentirez revigoré jusqu'à l'heure du coucher.

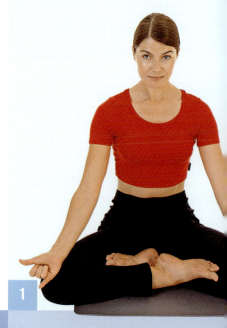

RESPIRATION contrôlée 1

MINI-MÉDITATION

Pour apaiser votre esprit après une journée stressante, livrez-vous à cette méditation pendant environ 5 minutes.

- Asseyez-vous en tailleur et suivez la méthode de méditation commentée page 41. Chassez vos tracas et concentrez-vous sur un sujet agréable. Si un souci quelconque vient vous perturber, imaginez-le flotter dans les airs avant de s'envoler par la fenêtre.

- Tandis que votre esprit s'apaise, vous commencez à vous détendre et à éprouver un sentiment de paix. Juste avant d'ouvrir les yeux, ayez une pensée élogieuse pour vous-même et tous vos succès de la journée ; ne retenez aucun épisode négatif, et au contraire, rassemblez l'énergie positive pour affronter la journée du lendemain.

Cette technique a pour but de favoriser une circulation uniforme du souffle à travers les sept principaux chakras et de déverrouiller les blocages rencontrés.

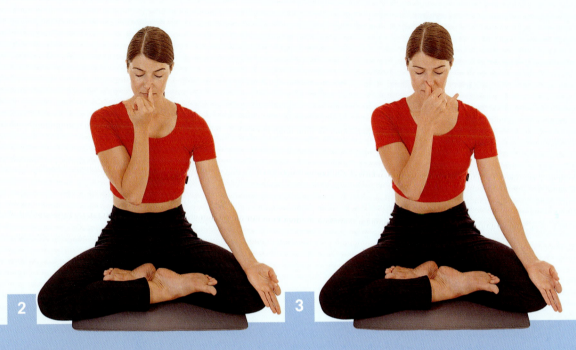

LA RESPIRATION ALTERNÉE

En pratiquant cette méthode de respiration, vous constaterez que le souffle est plus puissant du côté droit.

1 Asseyez-vous en tailleur, le dos droit, en position du lotus ou du demi-lotus. Posez les mains sur les genoux. Joignez l'index et le pouce de la main gauche. Tendez le pouce et l'auriculaire de la main droite et repliez les trois doigts du milieu. Ces positions des mains, appelées *mudras*, sont la représentation symbolique d'un concept spirituel. Respirez profondément et régulièrement avec le diaphragme.

2 Levez la main droite et obstruez la narine gauche avec l'auriculaire. Inspirez et expirez à fond par la narine droite, en expulsant la totalité de l'air contenu dans les poumons. Répétez ce même exercice 10 fois.

3 Obstruez à présent la narine droite avec le pouce droit, et respirez à fond pendant environ 10 secondes. Répétez les exercices 3 à 5 fois de chaque côté. Enfin, terminez par une respiration profonde par les deux narines de manière simultanée.

Reconnue comme une forme d'art-thérapie, la danse permet de traduire ses troubles émotionnels par les mouvements du corps. Chaque individu possède sa propre manière de bouger. Dans un cours de danse-thérapie, le thérapeute analyse le comportement de chacun ; il aide ensuite au développement de la conscience de soi, en tirant parti de l'interaction du groupe.

Plus simplement, vous pouvez danser chez vous pour vous délivrer de vos angoisses et de vos frustrations. Comment la danse peut-elle recharger le capital énergétique ? Lorsque vous agitez joyeusement tous les membres du corps, vous éliminez les tensions accumulées. D'autre part, la musique est source d'émotions. Les œuvres du répertoire classique élèvent l'esprit et l'âme, parfois jusqu'aux larmes ; la musique populaire déclenche plus volontiers l'euphorie, et incite à chanter et à s'extérioriser.

Danser sur une musique rythmée – rock, jazz ou salsa – libère le corps et l'esprit. C'est un vrai moment d'évasion, loin des soucis quotidiens.

DANSE-**thérapie**

DANSEZ MAINTENANT !

Inventez votre danse « personnelle » pour évacuer les frustrations de journée. En pratiquant cet exercice 10 minutes chaque soir, vous éliminerez les blocages d'énergie et vous serez mentalement requinqué pour le restant de la soirée.

1. Préparez la pièce où vous allez danser. Elle doit être bien chauffée. Baissez les lumières, tirez les rideaux et débranchez le téléphone pour ne pas être dérangé. Portez des vêtements larges et confortables, et choisissez une musique entraînante.

2. Montez le son à un niveau raisonnable. Commencez à bouger en douceur, puis marquez le rythme avec de plus en plus de conviction. Si les paroles vous inspirent, n'hésitez pas à chanter à pleine voix (voir page 81).

3. Si vous n'avez pas l'habitude de danser, ne vous inquiétez pas : personne ne vous verra ! Entrez dans le rythme, laissez la musique vibrer dans vos jambes, vos hanches, vos épaules et vos bras. Plus la cadence s'accélère, plus vos muscles s'assouplissent. Vos mouvements deviennent plus fluides. Dansez une dizaine de minutes, jusqu'à vous sentir complètement déstressé et habité d'une énergie nouvelle.

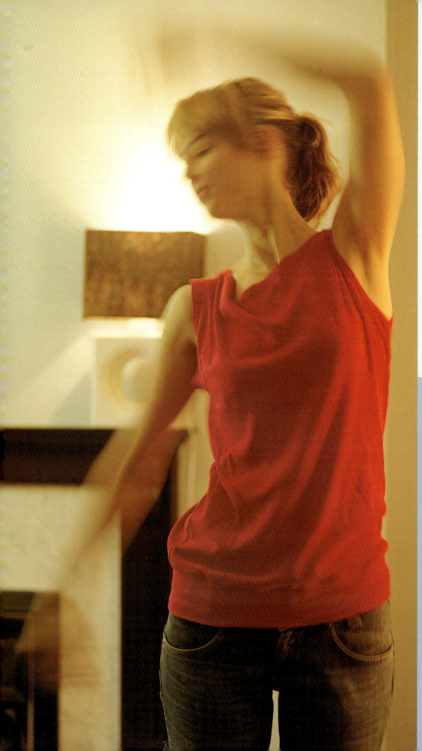

Vous pouvez danser chez vous pour vous délivrer des angoisses et des frustrations de la journée.

Cours de danse

Si vous adorez danser, pourquoi ne pas vous inscrire à un cours de danse près de chez vous ? Du modern jazz à la salsa, vous trouverez forcément le style qui vous convient le mieux. Très conviviaux, les cours débutent généralement par des exercices, pour s'achever par une séance d'expression libre où les participants peuvent danser tous ensemble.

Dans un intérieur, le désordre freine le flux d'énergie positive. De même, les disputes, les contrariétés, la maladie ou autres incidents laissent leur empreinte énergétique au sein d'un espace fermé. Rétablissez une atmosphère harmonieuse en mettant de l'ordre dans votre maison et en utilisant un procédé purificateur.

À la fin de la journée, certaines pièces de la maison dégagent un sentiment de morosité et d'ennui. Si vous n'agissez pas, vous risquez de sombrer dans la léthargie et la sinistrose. Essayez ces techniques revitalisantes pour élever la fréquence énergétique et chasser les influences négatives. Immédiatement ragaillardi, vous envisagerez de sortir ou de passer une soirée animée à la maison.

RÉNOVATEURS
d'ambiance

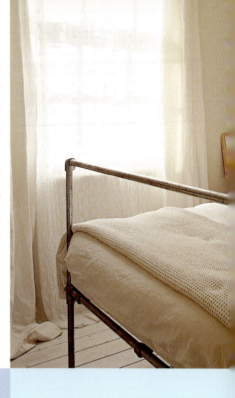

TAPER DES MAINS

Déconcertante de simplicité, cette technique chasse l'énergie stagnante et revitalise les zones faiblement « irriguées ». Commencez par taper deux ou trois fois des mains, de 5 à 10 minutes, dans un coin de la pièce. Un son étouffé trahit une faible circulation du *chi* : pour l'activer, il faudra taper des mains depuis le sol jusqu'au plafond.

> Taper des mains est une technique simple et efficace.

1. À partir du seuil, faites le tour de la pièce dans le sens des aiguilles d'une montre, en prenant soin de chasser l'énergie stagnante. Commencez par frapper des mains dans les angles. Si le son est étouffé, applaudissez vigoureusement pour relancer le flux énergétique.

2. Lorsque les blocages sont levés, le claquement devient clair et retentissant. Procédez de même dans chaque pièce.

3. Au bout de 10 minutes, restez silencieux dans la pièce et appréciez l'énergie nouvelle. L'atmosphère est pure et fraîche comme si vous veniez d'ouvrir les fenêtres !

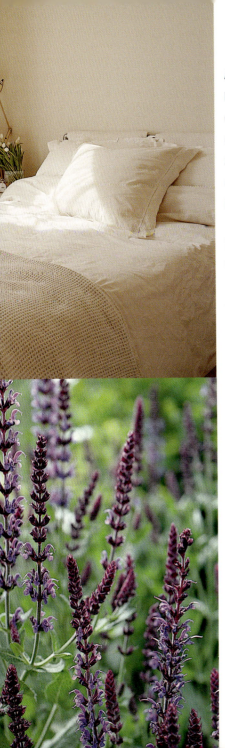

ARÔMES PURIFICATEURS

En stimulant les voies olfactives, les huiles essentielles agissent directement sur l'humeur. Le choix est vaste (voir page 31). Vaporisées ou ajoutées à l'eau du bain, elles dynamisent ou calment les sens. Au sein d'une pièce, vous opterez pour une atmosphère chaleureuse et excitante ou, au contraire, sereine et reposante, selon l'huile utilisée. Et quoi de plus agréable qu'un intérieur subtilement parfumé ?

Précieuses huiles essentielles

- Pour une ambiance vivifiante, essayez la mandarine, le citron vert, le pamplemousse ou le citron.
- La lavande, le géranium, la camomille et l'encens sont appréciés pour leur pouvoir calmant.
- Le genièvre, la sauge sclarée ou le pin sont des huiles purificatrices.

1. Remplissez d'eau un vaporisateur (de préférence en verre) et ajoutez 5 à 6 gouttes de l'huile de votre choix.

2. Sur le seuil de la pièce, commencez par vous réénergiser en vaporisant votre aura (voir page 131). Puis, pulvérisez l'huile essentielle dans l'atmosphère en faisant le tour de la pièce dans le sens des aiguilles d'une montre, pendant 10 minutes. Insistez dans les coins sombres et peu fréquentés.

3. Vous sentirez une énergie nouvelle vibrer dans la pièce. Pour une purification complète, répétez quotidiennement pendant une semaine.

Astuce énergie

À défaut d'huile essentielle, élevez le taux d'énergie en vaporisant la pièce avec de l'eau de source. L'air ainsi chargé d'ions négatifs vous donnera l'impression d'être celui d'un bord de mer…

Le son des percussions agit de manière positive sur l'atmosphère d'une pièce. Il est capable de chasser l'énergie négative engendrée par un incident ayant eu lieu la veille, au même endroit. En créant un déplacement considérable d'énergie, les puissantes vibrations du tambour améliorent le flux du *chi* et l'ambiance générale.

Pour de nombreuses tribus amérindiennes, le son du tambour symbolisait le battement de cœur de la Terre-mère. L'instrument était un véhicule de l'esprit. Aujourd'hui, certains chamans utilisent encore le tambour pour accéder à l'état de transe nécessaire à leurs « voyages » (technique comparable à la visualisation), lors desquels ils consultent leur guide spirituel. Le battement hypnotique agit en effet sur les ondes du cerveau, favorisant alors les états de conscience altérée.

TAMBOUR **battant**

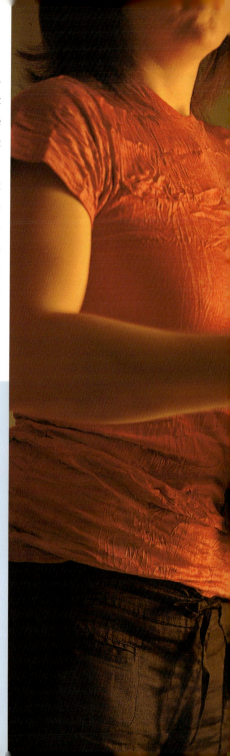

Astuces
Si vous ne voulez pas investir dans l'achat d'un tambour, achetez un enregistrement de tambour chamanique (en vente dans les boutiques ésotériques) et montez le volume pour purifier la pièce.

- Jouer du tambour défoule ; si vous jouez en début de soirée, vous oublierez tous vos soucis, comme envoûté par le rythme hypnotique.
- Cet instrument est particulièrement efficace pour purifier l'énergie émotionnelle, après une crise de larmes ou de colère, par exemple.
- Quand l'énergie d'une pièce vous paraît corrompue ou inhospitalière, le son du tambour est le meilleur des remèdes.

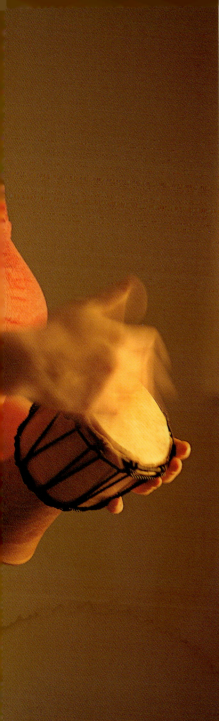

TAMBOURINER POUR POSITIVER

Tous les types de tambours conviennent, mais les modèles les plus courants sont les tambourins à cadre circulaire, avec membrane en peau d'animal. Jouez pendant une dizaine de minutes, jusqu'à ce que vous sentiez une élévation d'énergie dans la pièce.

1 Si vous utilisez un tambour à main, faites le tour de la pièce dans le sens des aiguilles d'une montre, en partant de la porte d'entrée. S'il s'agit d'un modèle à tenir entre les genoux, asseyez-vous au centre de la pièce.

2 Tenez d'abord le tambour quelques minutes dans vos mains pour établir une connexion. Commencez à jouer sur un rythme à deux temps. C'est le son originel, le battement cardiaque de la mère perçu par le fœtus. Décontractez-vous et respirez profondément. Tandis que vous établissez un lien de plus en plus étroit avec l'instrument, accélérez ou ralentissez le rythme selon votre instinct. En présence d'une énergie stagnante, vous serez naturellement enclin à accélérer la cadence.

3 Si vous êtes assis, levez-vous avant la fin de la séance et allez jouer dans chaque angle de la pièce, afin d'activer la circulation d'énergie. Enfin, remerciez votre instrument pour son aide avant de le ranger soigneusement.

Les puissantes vibrations du tambour créent un déplacement considérable d'énergie.

Le *toning* est une méthode simple utilisant la puissance de la voix humaine pour modifier le flux d'énergie. Elle est à la portée de tout un chacun. Il suffit d'être capable de tenir une note pendant un temps relativement long. Si l'atmosphère de votre salon vous semble morne, faites le tour de la pièce en émettant un son : très vite, vous sentirez l'espace « revivre ».

Avant de commencer, il vous faut choisir votre tonalité. Détendez-vous, et décrispez le visage et la mâchoire. Exercez-vous en vocalisant sur le son « ahhh » ou en parcourant la gamme. En chantant de plus en plus fort, vous sentirez les vibrations parcourir votre corps et la pièce tout entière.

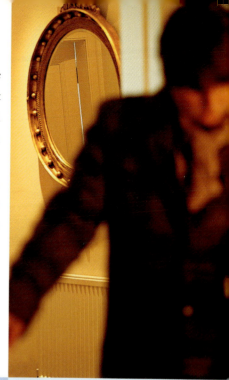

Énergie VOCALE

TONING PURIFICATEUR

Entraînez-vous à obtenir un son fort et clair. Vocalisez en faisant le tour de la pièce pendant une dizaine de minutes, jusqu'à ce que vous ressentiez de nouvelles vibrations énergétiques.

1. Commencez au seuil de la pièce. Avancez dans le sens des aiguilles d'une montre, et vocalisez en augmentant peu à peu la puissance sonore. Le son de votre voix et la « sonorité » de la pièce ne font bientôt plus qu'un.

2. Continuez de tourner en rond et marquez un temps d'arrêt, en chantant plus fort dans les endroits où le son vous paraît plus étouffé.

Après vous être livré à une courte séance de *toning*, vous sentirez très vite l'espace « revivre ».

Exercez-vous en vocalisant sur le son « ahhh ».

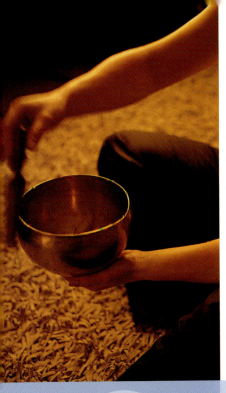

Voici un autre instrument sonore, aussi étonnant qu'efficace. Le bol chantant est en effet capable de dissiper rapidement l'énergie stagnante des espaces intérieurs. Si la pièce a été très fréquentée pendant la journée, il peut littéralement « nettoyer l'air » et harmoniser les vibrations.

Originaire du Tibet ou du Népal, un authentique bol chantant est composé d'un alliage de sept métaux correspondant aux sept planètes du système solaire. Il est le réceptacle de la bonne fortune, mais il peut aussi capturer l'énergie négative et la transformer en énergie positive. Frotté avec un bâton, le bol produit un champ vibratoire s'élevant en spirale. En se répandant dans la pièce, celui-ci chasse les énergies stagnantes et émet des ondes positives.

Bol CHANTANT

TRANSFORMER L'ÉNERGIE

Pour purifier l'espace intérieur, utilisez un bol chantant pendant 10 minutes. La vitalité de l'atmosphère deviendra presque palpable.

1 Asseyez-vous au centre de la pièce ; le bol doit être stable pour produire le meilleur son possible. Établissez une connexion avec l'objet. Prenez-le dans une main ; de l'autre, frottez son bord intérieur et son bord extérieur à l'aide du bâton en gardant toujours bien le contact.

2 Lorsque le bol commencera à « chanter », demandez-lui de purifier votre énergie intérieure. En s'élevant, les vibrations tourbillonnantes empliront et dynamiseront la pièce. Remerciez le bol de son aide, puis enveloppez-le dans une étoffe de soie avant de le ranger.

Conseil

Comme toute œuvre artisanale, le bol chantant mérite les plus grands égards. Ne le laissez jamais tomber sur une surface dure, sous peine de détruire à jamais ses pouvoirs sacrés.

Les herbes à brûler, encore appelées « smudges », sont un moyen efficace de chasser la négativité d'un espace clos. Elles sont souvent employées lors d'un emménagement pour purifier l'énergie du prédécesseur, ou pour assainir une pièce après une dispute violente ou le séjour d'un malade. Si vous ressentez un besoin d'élévation énergétique dans votre intérieur, inaugurez la soirée par cet ancien rituel.

Traditionnellement utilisés par les tribus amérindiennes dans les cérémonies sacrées, les rouleaux d'herbes à brûler se composent en général de sauge, de sweetgrass et de romarin (voir page 29), en raison du fort pouvoir purificateur de ces herbes. Vous trouverez les « smudges » chez certains vendeurs d'encens ou sur Internet.

FUMIGATIONS purifiantes

Pour disperser la fumée produite par les herbes à brûler, il est d'usage d'agiter une plume, symbole du monde spirituel. Au terme de la fumigation, n'oubliez pas de lui rendre honneur, ainsi qu'à l'oiseau auquel elle appartient ; rangez-la dans un endroit approprié.

Astuces fumigation
- Quand vous allumez un rouleau d'herbes, laissez-le brûler quelques secondes avant de souffler sur la flamme. Il se consumera lentement en produisant une fumée dense.
- Après la fumigation, ouvrez les fenêtres pour chasser la fumée.
- Si vous utilisez une plume, déchargez son énergie en la secouant après la fumigation.

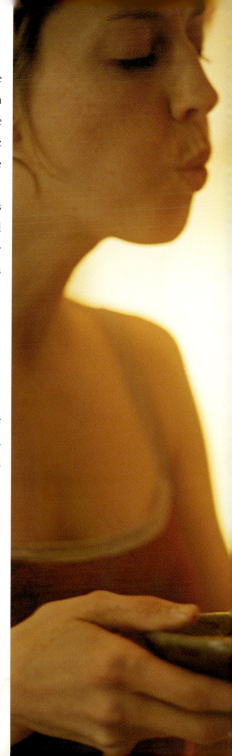

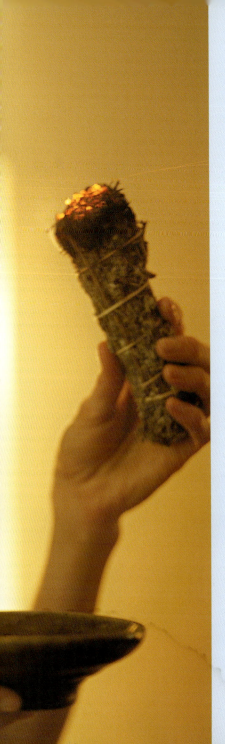

REPOUSSER LA NÉGATIVITÉ

Contre les vibrations négatives, effectuez une fumigation pendant 5 à 10 minutes. Vous aurez besoin d'un rouleau de sauge et, éventuellement, d'une plume.

1 Allumez le rouleau d'herbes, puis soufflez sur la flamme. Tenez-le au-dessus d'un plat résistant au feu, afin de recueillir les cendres. Lorsque la fumée s'épaissit, dispersez-la de la main ou avec la plume autour de votre corps pour nettoyer votre aura de tous les « débris » accumulés au fil de la journée.

2 En partant du seuil, promenez-vous dans la pièce dans le sens des aiguilles d'une montre tout en chassant la fumée devant vous à mesure que vous avancez. N'oubliez pas d'« enfumer » aussi les angles propices à la stagnation des énergies. Concentrez-vous sur l'aspect purificateur de votre geste.

3 Si vous sentez une carence d'énergie à certains endroits, attardez-vous y en faisant bien circuler la fumée. Enfin, éteignez le rouleau d'herbes dans un cendrier ou sous l'eau du robinet. Rangez-le jusqu'à la prochaine utilisation.

Si vous sentez un besoin d'élévation énergétique dans votre intérieur, inaugurez la soirée par cet ancien rituel.

Yoga VESPÉRAL

Au terme d'une longue journée, votre corps et votre esprit ont besoin d'être régénérés afin de pouvoir profiter au mieux de la soirée qui s'annonce. Le yoga (voir pages 50-51) est une discipline merveilleuse, capable de soulager le stress, qu'il soit physique ou psychique. Les mouvements favorisent en effet la souplesse et harmonisent le flux énergétique intérieur.

Ces postures simples vous prendront seulement 5 à 10 minutes. Elles détendent la colonne vertébrale, calment l'esprit, éclaircissent les idées et les émotions. La posture de l'enfant soulage la tension dorsale, tandis que la rotation des genoux tonifie et réaligne les vertèbres. Lors d'une séance de yoga, portez toujours des vêtements larges et confortables (voir page 51).

POSTURE DE L'ENFANT

Elle soulage le dos, assouplit les raideurs de la nuque et des épaules. Elle apaise aussi l'esprit et le système nerveux.

1. À quatre pattes sur un tapis, les bras tendus, inspirez en gardant la tête dans le prolongement de la colonne vertébrale.

2. Expirez en reculant le bassin au maximum. En position assise sur les talons, le visage

ROTATION DES GENOUX

Cet exercice détend les muscles et la colonne vertébrale. Il soulage les douleurs dorsales, stimule l'irrigation des disques intervertébraux et des nerfs rachidiens.

1. Allongez-vous sur un tapis, dos à plat, jambes repliées, bras étendus sur le côté et paumes vers le sol. La tête et la nuque doivent bien se trouver dans l'alignement de la colonne vertébrale.

2. Inspirez. Expirez en descendant les genoux vers la droite dans un mouvement fluide, en faisant travailler les muscles abdominaux. Au moment où vos genoux touchent le sol, tournez la tête vers la gauche. Seul le bassin doit bouger : veillez à ne décoller ni le buste, ni les épaules, afin de ne pas solliciter les muscles dorsaux.

3. Inspirez et ramenez vos genoux en position initiale. Marquez une courte pause.

4. Puis, descendez vers la gauche et tournez la tête à droite. Poursuivez l'exercice pendant quelques minutes ou jusqu'à la disparition complète des tensions dorsales.

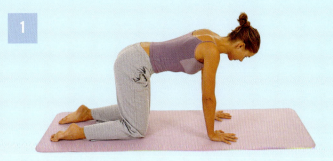

vers le sol, les bras sont tendus vers l'avant et la poitrine repose sur les genoux.

3 Déplacez vos bras vers l'arrière pour saisir vos talons ; respirez toujours profondément. Puis étirez vos bras vers le bout des orteils. Restez quelques minutes ainsi, jusqu'à ressentir une diminution de la tension. Répétez plusieurs fois en cas de tension importante.

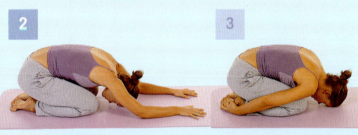

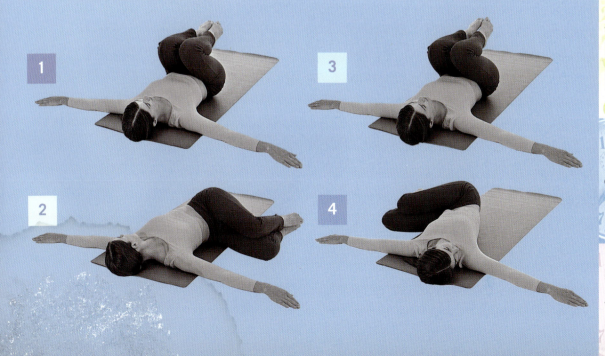

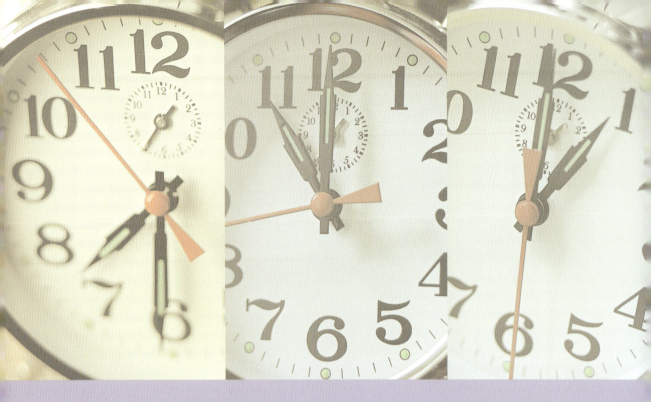

10 Nuit réparatrice

Le moment est venu de vous « nettoyer » mentalement et physiquement, afin de revitaliser votre capital énergétique pour le lendemain.

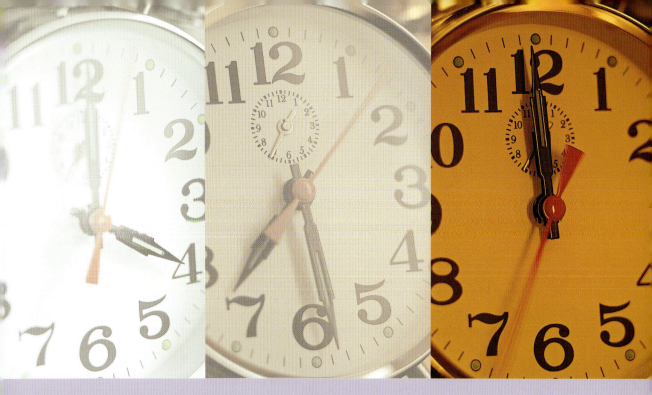

Le moment est venu de vous « nettoyer » mentalement et physiquement, afin de revitaliser votre capital énergétique pour le lendemain. Vous allez peu à peu ralentir vos activités pendant la soirée et vous sentir plus détendu, de manière à vous concentrer sur votre équilibre et votre bien-être.

Les exercices présentés dans ce chapitre entendent éclairer vos réalités, intérieures et extérieures. Purifiez-vous et purifiez votre espace de vie, l'un étant le reflet de l'autre. Prenez du recul en tenant un journal intime. Améliorez la qualité de votre sommeil par la cérémonie du sel. Cherchez des solutions à vos problèmes en vous immergeant simplement dans le monde des rêves.

Choisissez un ou plusieurs revitalisants susceptibles de vous libérer de la pression de la journée. Ainsi relaxé, vous profiterez d'une belle nuit, à la fois douce et réparatrice.

Vous avez les nerfs à vif après une journée agitée ? Laissez-vous tenter par les bienfaits de l'écriture. Dans un journal intime, vous épancherez vos sentiments et vos émotions sans aucune retenue : griefs non exprimés vis-à-vis d'autrui, contrariétés, colères rentrées, doutes…

Le journal intime est d'ailleurs souvent préconisé par les *coaches* personnels, pour trouver sa voie et encourager la rencontre avec son moi profond. Nous sommes tellement en prise avec le monde extérieur que nous ne prêtons plus attention aux messages adressés par notre petite « voix » intérieure. Sans que nous en ayons conscience, elle nous relie pourtant au futur.

Au-delà du soutien émotionnel qu'elle apporte, la tenue d'un journal aide à faire la lumière sur d'anciens conflits, ainsi que sur vos projets d'avenir.

Journal INTIME

L'enfant intérieur

Enfoui dans les profondeurs du subconscient, cet « enfant intérieur » est celui que nous étions à l'âge de quatre ou cinq ans. Gardien de nos peurs et de nos obsessions, il n'attend qu'une chose : être aimé. Il reste figé dans les certitudes de son éducation, bâtie parfois à grand renfort de « tu n'arriveras jamais à rien » ou « la vie est un combat ». Le journal intime offre une chance de rencontrer cet enfant pour le délivrer de ses angoisses.

ÉCRIRE POUR FAIRE LA LUMIÈRE

Écrivez vos joies et vos peines dans un journal ou par le biais de votre ordinateur. Exprimer ainsi vos contrariétés vous aidera à trouver plus facilement la solution à vos problèmes.

1 Asseyez-vous à votre table. Fermez les yeux et respirez profondément avec le diaphragme. Quand la respiration se fait plus lente, regardez fixement devant vous et faites le vide.

2 Lorsque vous serez détendu, commencez à écrire. Notez ce que vous ressentez au plus profond de votre être, même si votre prose s'apparente à un tissu d'invectives ou à une suite de mots sans queue ni tête. Laissez votre ego de côté et abandonnez-vous à vos pensées ; vous les expliquerez plus tard.

3 Si un souvenir surgit du passé, n'hésitez pas à le noter : ce n'est certainement pas un effet du hasard. Au bout d'une dizaine de minutes, ou après avoir rempli trois ou quatre pages, arrêtez-vous. Reposez-vous un moment pour vous remettre de vos émotions et vous déconnecter de votre subconscient avant de vous endormir.

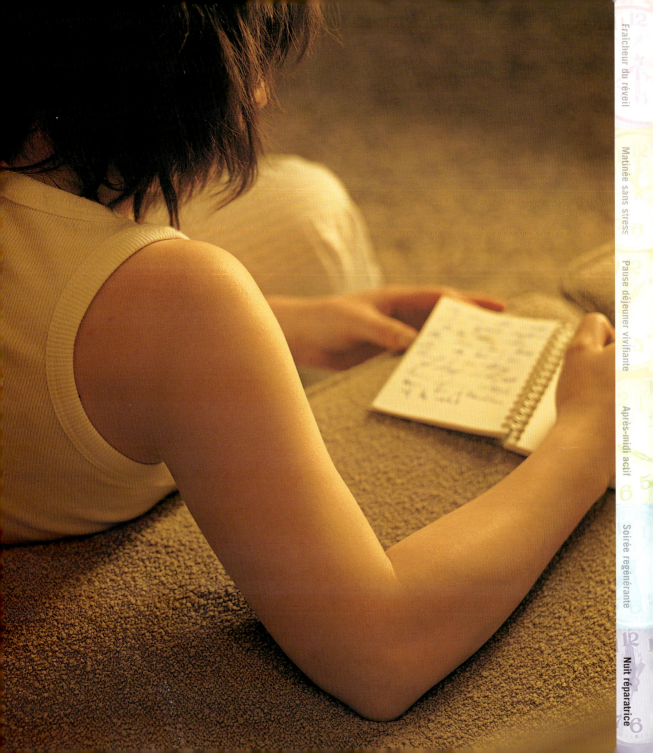

Fraîcheur du réveil

Matinée sans stress

Pause déjeuner vivifiante

Après-midi actif

Soirée regénérante

Nuit réparatrice

Les cristaux sont de merveilleux guérisseurs, capables d'équilibrer les biorythmes et d'harmoniser les chakras (voir pages 34-35, 83 et 91). Parmi les pierres les plus efficaces, l'améthyste possède le don d'absorber la négativité de la journée ; elle purifie aussi le corps et l'esprit. En outre, c'est un sédatif agissant sur la colère, la peur et le ressentiment.

À l'heure du coucher, faites confiance à la pierre d'améthyste pour vous purifier physiquement et émotionnellement. Vous serez alors dans l'état d'esprit idéal pour passer une nuit calme et dormir paisiblement.

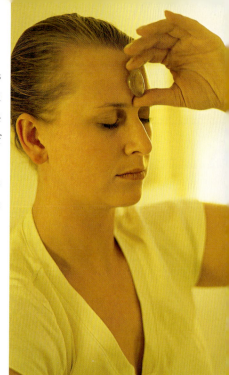

Cristal THÉRAPEUTIQUE

CÉRÉMONIE DU CRISTAL
Tenez une pierre d'améthyste purifiée (voir page 34) pendant une dizaine de minutes sur vos genoux. Pour profiter pleinement de ses pouvoirs, posez-la un instant sur le chakra du troisième œil (au milieu de votre front) et sur le chakra coronal (au sommet de votre tête).

1. Asseyez-vous confortablement sur un tapis, le dos droit, ou, si vous préférez, en tailleur. Prenez doucement votre améthyste entre vos mains et demandez-lui de vous débarrasser des « résidus » négatifs de la journée. Laissez le cristal agir 10 minutes.

2. Puis, appliquez l'améthyste sur le chakra du troisième œil, afin de développer vos facultés intuitives. Pour finir, posez la pierre un court instant sur le chakra coronal : ce geste éveillera votre conscience spirituelle.

À l'heure du coucher, faites confiance à la pierre d'améthyste pour vous purifier.

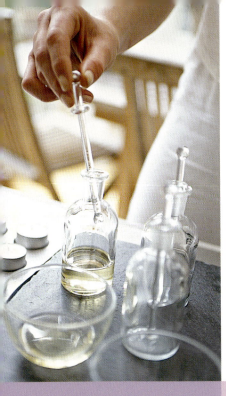

Si vous avez suivi l'exercice proposé page 42 – « Protection de l'aura » –, les contretemps de la journée auront certainement eu moins d'effets sur votre champ énergétique spirituel. Toutefois, pour vous préparer à une bonne nuit de sommeil, prenez le temps de vaporiser votre aura avec des huiles essentielles. Si vous la laissez s'affaiblir, vous vous sentirez fatigué et, de ce fait, plus vulnérable. D'autre part, la journée a peut-être été riche en « dévitalisants » de toutes sortes (voir pages 18 à 23), qui vous auront volé une partie de votre précieuse énergie. Pour votre santé et votre bien-être, faites de cet exercice un rituel nocturne.

Toilette SUBTILE

Clarifier l'aura

La purification de votre aura se déroulera de préférence dans un endroit calme, par exemple votre chambre.

Huiles essentielles

- Le genévrier et le romarin possèdent de remarquables pouvoirs stimulants et purifiants.
- La lavande rétablit l'équilibre énergétique.

1. Remplissez d'eau un grand vaporisateur, de préférence en verre. Ajoutez-y 5 à 6 gouttes d'huile.

2. Concentrez-vous sur l'aspect purificateur de votre geste. En position debout, vaporisez les contours de votre corps. Commencez par le sommet de votre tête et descendez jusqu'aux pieds en longeant le côté gauche. Puis, vaporisez le côté droit, l'avant de votre corps et enfin, l'arrière.

3. Après une légère pause, inhalez la fragrance de l'huile et abandonnez-vous à ses bienfaits.

Astuce

La fumée des herbes à brûler, plus particulièrement la sauge (voir pages 122-123), est un puissant purificateur de l'aura.

Quand vous maîtriserez l'art de la visualisation (voir aussi page 82), vous découvrirez différentes manières de projeter des pensées ou des images positives dans votre psyché.

Avec cet exercice nocturne, vous allez enterrer vos soucis de la journée dans un beau jardin imaginaire, de sorte que votre subconscient sera convaincu de leur disparition. En revenant à vous, vous aurez le cœur plus léger et, en tête, le souvenir d'un lieu idyllique. Vous dormirez sur vos deux oreilles, sans la moindre inquiétude. Cette technique fonctionne également dans le cas d'un traumatisme plus ancien.

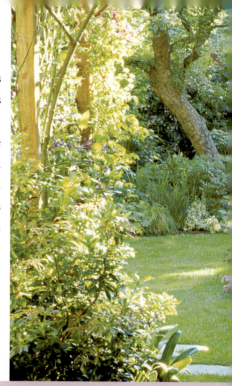

VISION nocturne

Un jardin extraordinaire

Cette escapade nocturne de 5 ou 10 minutes vous transportera dans un endroit connu de vous seul, où vous vous libérerez de vos tracas. Prenez soin de vous munir d'un quartz rose, que vous offrirez symboliquement au terme de votre visite.

1. Asseyez-vous confortablement. Fermez les yeux et respirez à fond. Visualisez un beau jardin estival. Imaginez le gazon verdoyant, les massifs regorgeant de roses, d'œillets, de marguerites et autres fleurs. Humez l'air parfumé, observez les oiseaux et les papillons.

2. En regardant autour de vous, repérez un espace de terre nue dans une bordure. Creusez virtuellement un trou à cet endroit précis, à l'aide d'une pelle posée à proximité. Visualisez une petite boîte noire : elle représente vos soucis. Placez la boîte dans le trou que vous comblerez ensuite de terre.

3. Demandez à la Terre-mère de transformer vos soucis en joie. Laissez en offrande votre quartz rose et repartez, l'esprit libéré. Revenez lentement à vous et ouvrez les yeux.

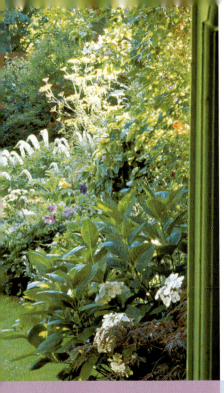

M éditer avant la nuit apaise l'esprit et permet au cerveau de « se mettre en veille » dans la perspective d'un sommeil réparateur.

Lors de la méditation (voir aussi page 41), l'activité cérébrale ralentit pour s'aligner sur les ondes alpha, lesquelles suscitent un état de relaxation et d'apaisement. C'est un processus purificateur, qui permet au subconscient de faire remonter à la surface des informations ou des sentiments refoulés. Si une pensée négative, génératrice de colère ou de peur, surgit, laissez-la vous traverser sans perturber votre respiration ; ne lui résistez pas, faites plutôt en sorte qu'elle se volatilise d'elle-même.

LUMIÈRE de la méditation

MÉDITATION NOCTURNE

À la nuit tombée, 5 à 10 minutes de méditation apaiseront votre esprit et vous connecteront à votre « moi intérieur ».

Astuce méditation

Pour méditer dans une ambiance apaisée, diffusez de l'huile essentielle de rose (voir page 31) dans la pièce.

1 Dans une pièce bien chauffée, sous un éclairage tamisé, installez-vous dans un fauteuil ou asseyez-vous en tailleur sur un tapis. Respirez profondément avec le diaphragme.

2 Suivez la méthode exposée page 41. Votre corps et votre esprit se relâchent, tandis que le stress vous abandonne. Si vos préoccupations vous rattrapent, laissez-les flotter et s'évanouir d'elles-mêmes.

3 Accueillez les anciens conflits refaisant surface, même si votre premier réflexe est de leur résister. Les traumatismes profondément enracinés entravent votre épanouissement : ils ont besoin d'être traités. Au bout d'une dizaine de minutes, ouvrez lentement les yeux. Vous pourrez vous coucher avec l'esprit plus serein.

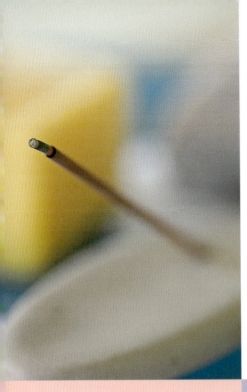

À l'heure du coucher, la fumée apaisante de l'encens est un excellent prélude au sommeil. Elle vous mettra de bonne humeur, surtout si elle accompagne une méditation nocturne (voir page 133).

L'encens existe depuis la nuit des temps. L'homme a découvert très tôt que certaines essences de bois, en se consumant, dégageaient un parfum agréable, susceptible d'affecter les émotions (voir aussi page 29). L'encens a revêtu différentes formes à travers les âges : bois brut, herbes broyées, poudres, pâtes et même huiles. Pour purifier les espaces intérieurs, cônes et bâtonnets sont aujourd'hui les formes les plus courantes ; ils sont composés d'un mélange d'huiles végétales parfumées, de résine ou de gomme végétale, de poudre de bois, d'herbes et d'épices.

Rituel de L'ENCENS

Fumeur ou non-fumeur ?

L'encens existe sous deux formes : combustible et incombustible.

La forme combustible – bâton, cône ou rouleau – est la plus utilisée. L'encens se consume grâce au salpêtre (nitrate de potassium) qu'il contient.

D'autres encens ne brûlent qu'en contact avec une source combustible. Pour ce type d'encens, les vendeurs spécialisés proposent du charbon de bois contenant du salpêtre.

FRAGRANCE PURIFICATRICE

Insuffisante quand il s'agit de purifier en profondeur des espaces viciés, la fumée de l'encens est parfaite pour créer une ambiance vivifiante.

Encens nocturnes

- Le jasmin ou la myrrhe calment et préparent le corps au sommeil.
- Le clou de girofle apaise l'émotivité.
- La vanille revitalise le corps et calme l'esprit.

1 Utilisez un encens combustible (voir ci-contre). Placez le bâtonnet ou le cône sur son support.

2 Allumez l'extrémité. Quand la combustion est amorcée, soufflez sur la flamme et laissez la fumée se diffuser dans la pièce. Asseyez-vous un moment et confiez vos sens à la fragrance de l'encens.

En terminant votre journée par un mantra, vous délivrerez votre esprit du stress et des influences négatives. La répétition monocorde transportera votre corps et votre esprit dans un état de plénitude (voir page 52). La vibration profonde du mantra correspond en effet à une énergie spirituelle spécifique et à un état de conscience variable d'une personne à l'autre. Elle absorbe et apaise toutes les vibrations étrangères, jusqu'à ce que votre énergie soit en parfaite symbiose avec la spiritualité suscitée par le chant. La pratique régulière conduit à une meilleure connaissance de soi.

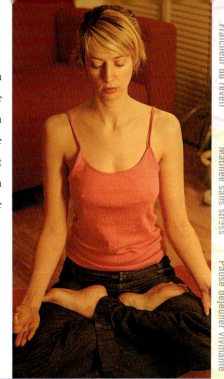

MANTRA **apaisant**

UN MANTRA ET AU LIT !
Pour un accord parfait avec votre « moi spirituel », chantonnez ce mantra avant de vous coucher.

La répétition monocorde transporte le corps et l'esprit dans un état de plénitude.

1 Asseyez-vous en tailleur, le dos droit, et détendez-vous (voir page 41). Réfléchissez à votre intention première : vous purifier des tracas de la journée ou mener à bien un projet.

2 Le mantra *Om shrim mahalakshmiyei swaha* est un hommage à Lakshmi, déesse hindoue de la fortune et de la prospérité. Il est possible d'abréger le chant et de le réduire au seul mot « shrim », qui signifie « abondance ». Plus vous le prononcez, plus vous augmentez vos chances de réussite.

3 Fermez les yeux et chantonnez en cadence, en vous relâchant. Au bout de 10 minutes, ouvrez lentement les yeux et revenez à vous. Un sentiment de paix vous envahit.

La chambre à coucher est une pièce importante. Le corps et l'esprit y séjournent entre sept et huit heures par nuit. L'atmosphère de la pièce doit donc être enveloppante et rassurante.

Dans le cas contraire, vous vous exposez à la maladie ou à une sexualité insatisfaisante. En outre, si vous rangez toutes sortes d'affaires sous votre lit, l'énergie de la chambre s'appauvrira et affectera votre sommeil.

Avant la nuit, la diffusion d'huiles essentielles apaisantes (voir page 31) débarrasse l'atmosphère de la chambre des ondes négatives et laisse un parfum sensuel, propice au sommeil.

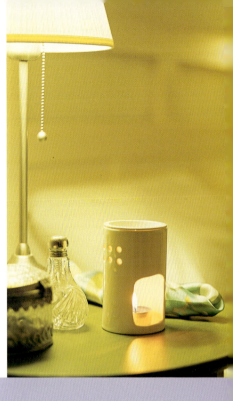

Énergies LUSTRALES

PURIFIER LA CHAMBRE À COUCHER

Préparez-vous au sommeil en vous enveloppant d'un mélange d'huiles essentielles juste avant de vous coucher.

Alliances aromatiques

- 4 gouttes d'huile de lavande, 2 gouttes de géranium et 2 gouttes de patchouli pour calmer, équilibrer et inspirer.
- 4 gouttes de jasmin, 2 gouttes de bois de santal et 2 gouttes d'ylang-ylang pour lutter contre le stress et apaiser.

1 Versez le mélange d'huiles dans le récipient du brûle-parfum et complétez avec de l'eau ; généralement en céramique, les brûle-parfums fonctionnent au moyen d'une bougie chauffe-plat. Mais vous pouvez aussi utiliser un diffuseur électrique (voir page 56).

2 Laissez les arômes se propager dans la chambre pendant 10 à 15 minutes. Veillez à éteindre la bougie ou à débrancher votre diffuseur avant de vous coucher. Les fragrances vous accompagneront dans votre sommeil.

Avant de dormir, essayez de faire le vide dans votre esprit. En chassant de la sorte les tracas quotidiens, vous encouragerez naturellement la venue d'un sommeil réparateur.

L'eau possède des propriétés purificatrices et apaisantes inestimables (voir pages 72-73). Dans la visualisation de la cascade, elle symbolise l'élément purificateur qui dissipe toutes les nuisances physiques et psychiques subies tout au long de la journée. L'efficacité de cette technique dépend bien sûr de votre propre degré d'implication et de votre aptitude à voir et à ressentir la présence de l'eau.

Astuce

Pour purifier vos chakras, imaginez l'eau couler en vous et prendre tour à tour l'une des sept couleurs de l'arc-en-ciel (voir page 49).

CASCADE salutaire

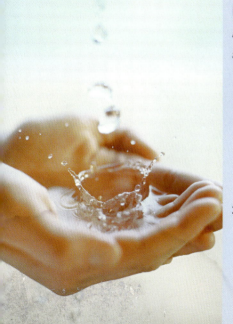

LAVER SES SOUCIS

Avant de vous endormir, 5 à 10 minutes de visualisation aideront à « laver » votre esprit.

1 Debout, le dos droit, décontractez les épaules et fermez les yeux. Imaginez que vous vous trouvez près d'une chute d'eau à la pureté incomparable.

2 L'eau coule sur votre tête ; vous en humectez vos lèvres. Puis, elle atteint vos épaules, le ventre et coule le long des jambes. À son contact, douleurs et courbatures disparaissent comme par enchantement.

3 Visualisez vos soucis et vos frustrations emportés par le ruissellement de l'eau. Regardez les flaques se former à vos pieds avant de s'infiltrer dans le sol, purifiées par la Terre-mère. Ouvrez lentement les yeux et revenez à vous.

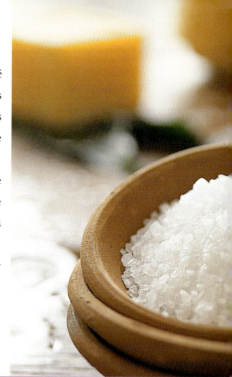

Doté d'étonnantes propriétés purificatrices, le sel est utilisé depuis l'Antiquité pour chasser la négativité. Les Romains le répandaient pour repousser les esprits malins et assainir l'atmosphère. Son pouvoir est en partie lié à ses qualités antiseptiques, mais aussi à sa structure cristalline susceptible d'équilibrer le flux énergétique dans le corps physique et dans l'espace.

Vous êtes sujet aux cauchemars ? Vous traversez une mauvaise passe professionnelle ? Vous souffrez de problèmes d'ordre émotionnel qui affecte votre sommeil ? Mettez du sel dans votre chambre : il neutralisera toutes ces influences néfastes.

Disposez un récipient rempli de sel près du lit ou tracez un cercle protecteur dans la chambre : dans ce contexte rassurant, vous dormirez comme un bébé…

Protection du SEL

Doté d'étonnantes propriétés purificatrices, le sel est utilisé depuis l'Antiquité pour chasser la négativité.

CÉRÉMONIE DU SEL
La présence de sel dans la chambre à coucher améliore la qualité du sommeil en dissipant les énergies stagnantes.

Quel sel choisir ?
Pour un usage protecteur et purificateur, privilégiez le sel de mer non raffiné (puissance de la mer) ou le sel gemme (puissance de la terre). Entre deux utilisations, conservez toujours le sel dans un récipient hermétique, car, exposé à l'air libre, il absorbe aussitôt et sans tarder les impuretés.

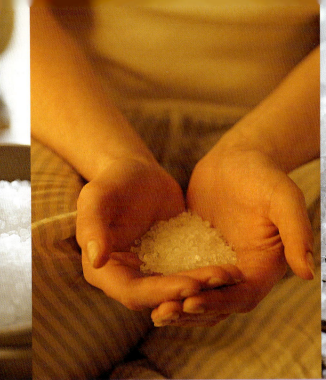
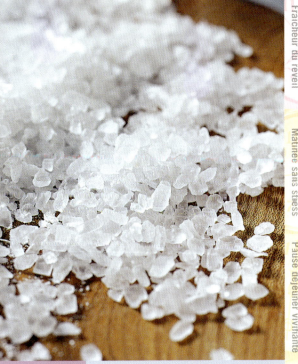

1 Prenez une poignée de sel et gardez-la dans la main quelques secondes. Formulez le vœu de résoudre vos problèmes, de vous protéger des sentiments négatifs et d'améliorer votre sommeil.

2 Faites le tour de votre lit, en traçant un grand cercle protecteur avec le sel. Si vous préférez, placez simplement une coupe remplie de sel à proximité du lit.

3 Tous les matins, jetez les cristaux souillés par les impuretés de la nuit et de la journée précédente.

Cercles protecteurs

Une barrière de sel assure une protection nocturne très efficace, car une personne endormie est plus vulnérable et influençable. Le cercle repousse naturellement les pensées et les sentiments d'autrui. En dissipant les contrariétés et les irritations, cette frontière protectrice vous permet de dresser un bilan positif de la journée passée et d'envisager sereinement le lendemain.

Vous savez désormais utiliser la technique de la visualisation (voir pages 45 et 132) pour trouver des réponses ou insérer des pensées positives dans votre subconscient. De la même façon, vous allez vous servir de vos rêves pour résoudre vos problèmes.

Les rêves, porteurs de messages émotionnels issus du subconscient, sont souvent très graphiques et détaillés quant à leur contenu. Toutefois, ils sont chargés de symboles métaphoriques qu'il importe d'interpréter avec prudence en regard du contexte.

Si vous vous endormez avec un dilemme à l'esprit, vous autorisez votre subconscient à examiner la question et à vous offrir une solution par le biais des rêves. Au réveil, notez votre rêve sur le papier et analysez sa signification.

> Vous allez vous servir de vos rêves pour résoudre vos problèmes.

RÊVES positifs

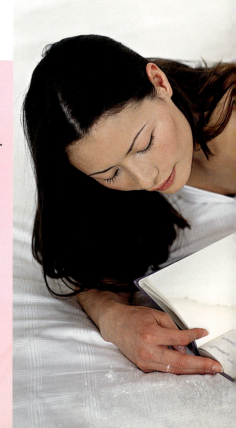

Symbolique du rêve

Lorsque le rêve prend la forme d'une réponse à un problème, mieux vaut consulter un ouvrage sur le sujet avant de se lancer dans son interprétation. Voici quelques symboles parmi les plus courants :

- Le feu peut être synonyme de nouveaux départs et, s'il est incontrôlé, du besoin de maîtriser son ambition.
- Un hôtel indique souvent une transition au sein d'une relation.
- Des funérailles peuvent représenter la fin, ou le besoin de tourner une page de sa vie.
- Un arc-en-ciel suggère de bonnes nouvelles ou le pardon.
- La neige correspond à la transformation ; la fonte des neiges symbolise la dissolution des angoisses et des obstacles.
- Les trains évoquent une aide reçue lors d'une période de transition.

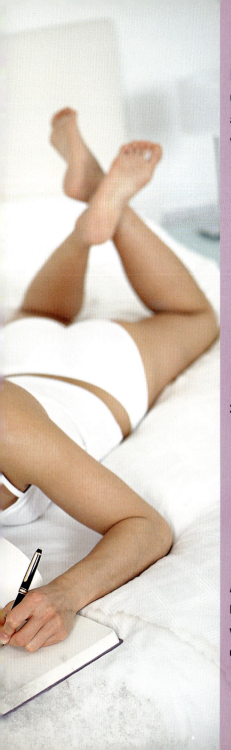

RÊVER UTILE

Quelques minutes avant de dormir, concentrez-vous sur le problème à résoudre. Gardez un carnet et un crayon tout près de votre lit : vous y noterez vos rêves dès votre réveil.

1 Asseyez-vous dans votre lit, respirez profondément pendant quelques minutes pour vous détendre, puis concentrez-vous sur le problème à résoudre. S'il s'agit d'un problème d'ordre professionnel, visualisez votre lieu de travail ; s'il s'agit d'un conflit relationnel avec votre partenaire, fixez mentalement son image.

2 Précisez les tenants et les aboutissants du sujet qui vous préoccupe. Demandez une réponse nette et concise. Efforcez-vous de vous endormir avec cette image en tête.

3 Au réveil, n'attendez pas que le souvenir de votre rêve s'envole ; notez-le immédiatement et en détail. La réponse revêtira une forme explicite ou, au contraire, symbolique ; dans ce cas, il vous faudra l'interpréter. Répétez cet exercice plusieurs nuits de suite si vous n'obtenez aucun résultat la première fois.

Astuce rêve

Pendant le sommeil, le subconscient travaille. Parfois, vous vous réveillerez en trouvant la solution que vous cherchiez désespérément la veille.

INDEX

A
activité physique 10, 19
acupressure 12, 17
  matinée 68-69
  points 68
  réveil 53
acupuncture 12, 16
aérobie 10
affirmation 26
  après-midi 93
  début de journée 47
agate 35, 63
agrumes (huiles) 43
aigue-marine 35, 83
air 44
alcool 19
alimentation 8-10, 19
aliments et couleurs 48
ambre 35, 76-77
améthyste 34-35, 130
amis 22
après-midi actif 86-105
  affirmation 93
  couleurs 98-99
  cristal 91
  espace de travail 97
  massage 100-101
  nettoyage 94-95
  ordinateur 96
  réflexologie 102-103
  relaxation des yeux 88
  relaxation musculaire 104-105
  respiration 92
  rotation du cou 89
  thé tonique 90
arbre
  à thé (huile) 30-31, 43
  étreinte 76-77
  posture 51
aromathérapie,
  voir huiles essentielles
aromatique, toilette 43
astral, corps 14-15
aura 14-15, 34
  chromothérapie 48
  clarifier 131
  revitaliser 42
aventurine 35, 61
ayurvédique, médecine 11

B
Bach, fleurs de 28-29, 59
  stress et colère 63
bain 108-109
beryl 35, 63
blocages 66, 112
boissons
  alcool 19
  café et thé 20
bol chantant 121
bougies 108-109
bush australien,
  champ émotionnel 67
  fleurs du 28-29, 82
  stress et colère 63

C
caféine 19-20
capital énergétique 6-9
  réveil 39
chakras 11, 14-15, 34
  colère 62
  couleurs 15, 42, 48-49, 98-99
  cristaux 34, 83, 91, 130
  massage crânien 101
  purifier 137
  respiration alternée 112
chamanique, guérison 76
chambre à coucher 136
chant 81, 114, 120
chi 11, 53, 57, 116
  eau 73
  tambour 118
chi kung/qi gong 17, 78-79, 110
chromothérapie 48
cigarette 20
cobra, posture 50
colère 62-63
cou
  massage 110
  rotation 89
  stretching 111
couleur
  aura 14, 42
  chakras 15, 42, 48-49, 98-99
  radiesthésie 99
  thérapie 48-49, 98
coupe-faim 10
cristaux 28, 34-35, 42
  arbre 76
  colère 63
  communication 83
  guérison 130
  ordinateur 96
  nettoyage 34
  radiesthésie 99
  rééquilibrer 91
  sélection 34
  stress 61, 63
  utilisations et qualités 35
  visualisation 132

D
danse 114-115
dépression saisonnière 48
détente minute 105
dévitalisants 18-23, 35
  émotionnels 21-22
  physiques 19
  psychiques 23
  questionnaire 25
douche de lumière 79

E
eau
  cascade 137
  fontaine 73
  méditation 72-73
écrire, *voir* journal intime
émotionnels, dévitalisants 21-22
encens 29, 134
énergie, astuces 42, 59, 63, 67, 73, 74, 93, 110, 117, 137
enfant 21-22
  intérieur 128
  posture 124-125
épaules
  massage 110
  relaxation 88
  stretching 111
épices 32-33
estomac 102
éthérique, corps 14-15
exercices 10, 19
  aérobie 10
  chi kung/qi gong 17, 78-79
  relaxation musculaire 104-105
  stretching 10, 111
  voir aussi respiratoire ;
visualisation

F
fatigue 26
fenêtres 44
feng shui 16, 73, 91, 94
fleurs (remèdes) 28-29

de Bach *voir* Bach, fleurs de
du bush *voir* bush australien
fumigation 83, 122-123

G

Gaïa, théorie 75
Ghadiali, Dinshah P. 48
gingembre 31, 33, 43, 46
ginkgo biloba 33, 58
ginseng 33, 90
glucides 9
glycémie 6, 9, 26

H

héliotrope 35, 63
herbes (remèdes) 32-33, 46, 58
   à brûler 29, 83, 122-123, 131
huiles essentielles 28, 30-31
   atmosphère 97, 117, 136
   aura 131
   bain 108-109
   concentration 93
   diffuseur 56
   massage de la main 84
   massage du cou et des épaules 110
   rééquilibrer 67
   stimuler les sens 56
   stress et colère 63
   tension 57
   toilette aromatique 43
hypnose 20

I

infusion *voir* thé et tisanes
ioniseur 44

J

jaspe 35, 42
journal intime 23, 128-129

K

kung fu 78

L

lavande 28, 30-31, 57, 108, 110, 131
livres 95

M

main *voir* réflexologie
mandala 41
mantra 26, 110
   nuit 135
   réveil 52
marjolaine 85
massage 16
   cou et épaules 110
   crânien 85, 100-101
   huile 109
   indien 85
   main 84
   réflexologie 64
matinée sans stress 54-69
   acupressure 68-69
   colère 62-63
   énergie 66-67
   huiles essentielles 56-57
   miroir 59
   réflexologie 64-65
   respiration 60-61
   tisane 58
médecine
   indienne 11
   traditionnelle chinoise 11, 17
méditation 17, 23
   qi gong 78
   eau 72-73
   mantra 26, 52
   mini-méditation 112
   nuit 133
   réveil 41, 52
mental, corps 15
méridiens 11-13, 16
   acupressure 69
migraine 57, 85, 100
miroir 58
muscles, décontracter 104-105

N

nadis 11, 14, 50
nettoyage 94-95
nicotine 20
nuit 126-141
   aura 131
   cascade 137
   chambre à coucher 136
   cristal 130
   encens 134
   journal intime 128-129
   mantra 135
   méditation 133
   rêves 140-141
   sel 138-139
   visualisation 132

O

œil-de-chat 35, 63
ordinateur 96

P

panier énergétique 27-35
   cristaux 28, 34-35
   encens 29
   fleurs 28-29
   herbes à brûler 29
   herbes et épices 32-33
   huiles essentielles 28, 30-31
parents 22
pause déjeuner vivifiante 70-85
   arbre 76-77
   chant 81
   chi kung/qi gong 17, 78-79
   cristal 83
   méditation 72-73
   massages 84
   pieds nus 74-75
   respiration 80
   visualisation 82
pendule 99
pied *voir* réflexologie
pieds nus 74-75
pierres et cristaux, *voir* cristaux
plume 122-123

positivité 47, 82, 93, 119, 123
prana 11, 14, 50
préliminaires 24-26
protéines 9
purification de l'espace 116-123
   bol chantant 121
   chambre à coucher 136
   espace de travail 94-95
   herbes à brûler 122-123
   huiles essentielles 117
   sel 138-139
   tambour 118-119
   taper des mains 116
   toning 120

Q

qi gong/chi kung 17, 78-79
quartz 34-35, 91, 96
questionnaire 25

R

radiesthésie 99
rangements 94-95
recentrer, se 92
réflexologie 16, 26, 102-103
   acupressure 53
   après-midi 102-103
   astuces 103
   matinée 64-65
   technique 65
Reich, Wilhelm 100
reiki 17
relations
   amoureuses 21
   professionnelles 22
relaxation musculaire 104-105
respiratoires, exercices 17, 26
   évacuer le stress 60
   respiration alternée 112-113
   respiration énergisante 40
   respiration harmonisante 92
   respiration nettoyante 80
   respirer la couleur 49
réveil, fraîcheur du 38-53
   acupressure 53

affirmation 47
atmosphère 44
aura 42
couleurs 48-49
infusion 46
mantra 52
méditation 41
respiration 40
toilette (huiles) 43
visualisation 45
yoga 50-51
rêves 140-141
romarin (huile) 31, 33, 56, 93, 97, 131
rose (huile) 31, 133
rotation
   cou 89
   genoux 124-125

S
sel 138-139
shiatsu 16, 53
soirée regénérante 106-125
   ambiance 116-117
   bain 108-109
   bol 121
   danse 114-115
   fumigations 122
   massage du cou
     et des épaules 110
   respiration 112-113
   stretching 111
   tambour 118-119
   voix 120
   yoga 124-125
stimulants 19-20, 26
stress 19, 54-69
stretching 10, 111

T
tai chi chuan 78
tambour 118-119
taper des mains 116
Terre-mère 74-75, 132, 137
terrestre, énergie 74-75

thé et tisanes 32-33
   coup de fouet
     (menthe poivrée) 58
   gingembre et citron 46
   thé tonique
     (ginseng et miel) 90
   thé vert 90
   tisane calmante
     (mélisse, ginkgo biloba) 58
   tisane tonique
     (romarin, sauge) 46
thérapie de zone *voir* réflexologie
énergétique 16-17
toning 120
tourmaline 35, 61
toxines 17, 19-20
travail, espace
   atmosphère 97
   ordinateur 96
   rangement 94-95

V
visualisation 17, 26
   arc-en-ciel 98
   cascade 137
   dissiper les blocages 66
   gérer la colère 62
   mini méditation 112
   retour au calme 82
   scanner 67
   un jour faste 45
   vision nocturne 132
voix *voir* chant

Y
yeux 88-89
yin et yang 11-12
yoga 17
   nadis 14, 50
   posture de l'arbre 51
   posture de l'enfant 124-125
   posture du cobra 50
   réveil 50-51
   rotation des genoux 124-125
   soirée 124-125

À PROPOS DE L'AUTEUR

Mary Lambert habite à Londres. Elle est consultante en feng shui et praticienne reiki.
maryliz.lambert@virgin.net

REMERCIEMENTS

Je tiens à remercier Sarah Tomley, Jessica Cowie, ainsi que toute l'équipe éditoriale pour leur contribution efficace et créative. Un grand merci à ma sœur Gill pour son soutien et ses encouragements, sans oublier mes amis fidèles Claire, Anna, Lynne, Liz, Steve et Sarah, qui m'ont aidée à garder le sourire tout au long de ce patient travail d'écriture.

Direction éditoriale Sarah Tomley
Responsable éditoriale Jessica Cowie
Direction artistique Rozelle Bentheim
Graphisme Simon Wilder
Recherche iconographique Jennifer Veall
Responsable de fabrication Martin Croshaw

REMERCIEMENTS

CRÉDIT PHOTOGRAPHIQUE Photographies spéciales : Unit Photographic **Corbis UK Ltd**/SIE Productions 131 haut gauche **Garden Picture Library**/Juliette Wade 132-133 haut **Getty Images**/1/4 66 haut droite/Simon Battensby 36-37/Color Day Productions 23/Robert Daly 59 bas/Kevin Fitzgerald 47 bas/Larry Dale Gordon 8/Diana Healey 92 haut droite/Alberto Incrocci 26 bas droite/Frank Krahmer 82 haut droite/Ghislain & Marie David de Lossy 15 centre, 49 gauche, 98 haut droite/Jens Lucking 76-77 centre/Laurence Monneret 80 haut droite/Victoria Pearson 75 gauche/Andre Perlstein 22 bas/Andreas Pollock 104-105 haut/Farmhouse Productions 18/Trinette Reed 48 haut gauche/David Seed Photography 137 bas gauche/Steve Taylor 44 haut droite **Octopus Publishing Group Limited**/2-3 haut/Colin Bowling 90 bas droite/Gus Filgate 32 droite/Jerry Harpur 117 bas gauche/William Lingwood 30 gauche, 46, 58 bas droite/David Loftus 32 gauche, 32 centre/Neil Mersh 30 droite/Peter Pugh-Cook 21 droite, 40 haut, 40 bas, 50, 51 haut centre, 51 haut gauche, 51 centre gauche, 51 centre droite, 51 bas droite, 51 bas gauche, 61 gauche, 61 droite, 61 centre, 67 gauche, 89 gauche, 89 droite, 89 centre gauche, 89 centre droite, 112 droite, 113 gauche, 113 droite, 125 haut, 125 bas/ William Reavell 20 gauche, 20 droite, 56 centre droite, 139 haut droite/Russell Sadur 42 bas droite, 62-63 haut, 140-141 centre/Gareth Sambidge 110/Ian Wallace 10 bas droite, 12 droite, 13 gauche, 13 droite, 17 haut droite, 24, 30 centre, 41 haut, 43 bas gauche, 53 centre droite, 53 bas droite, 57 bas gauche, 64 droite, 64 centre gauche, 64 bas gauche, 65 gauche, 65 droite, 68 gauche, 68 droite, 69 gauche, 69 droite, 69 centre, 84 bas droite, 102 centre droite, 102 bas droite, 103 haut, 103 centre, 134 bas droite, 138 haut droite/Jacqui Wornell 78 bas droite, 78 bas centre, 79 centre droite, 79 gauche, 79 centre, 79 centre droite, 85 gauche, 85 droite, 85 centre, 88, 100 haut, 100 bas, 101 haut, 101 bas, 111 gauche, 111 droite/Polly Wreford 94-95 centre **The Interior Archive**/Edina van der Wyck/Designer: Atlanta Bartlett 116-117 haut **Rubberball Productions**/27, 72-73 haut **Science Photo Library**/Francoise Sauze 14 droite